W0263096

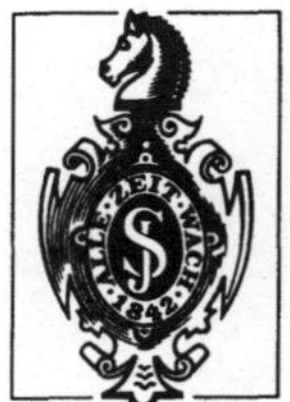

Klinischer Unterricht und Weiterbildung in der Chirurgie

Herausgegeben von
G. Heberer und G. Feifel

Mit 21 Abbildungen

Springer-Verlag
Berlin Heidelberg New York 1978

Professor Dr. Georg Heberer, Direktor der Chirurgischen Klinik
der Universität München, Nußbaumstraße 20, D-8000 München 2

Professor Dr. Gernot Feifel, Oberarzt der Chirurgischen Klinik
der Universität München, Nußbaumstraße 20, D-8000 München 2

Symposium aus Anlaß des 75. Geburtstages
von Professor Dr. Dr. h.c. Rudolf Zenker

ISBN-13: 978-3-540-08794-6   e-ISBN-13: 978-3-642-66968-2
DOI: 10.1007/978-3-642-66968-2

Inhaltsverzeichnis

Begrüßung und Eröffnung (G. HEBERER)........................ IX
Begrüßungsworte (W. SPANN)................................. XII
Freiheit der Lehre und Freiheit des Lernens
    (N. LOBKOWICZ)... XV

I. Klinischer Unterricht in der Chirurgie.................. 1
Die Formalisierung des ärztlichen Entscheidungsprozesses
    durch schriftliche Fallsimulationen (H.E. RENSCHLER).... 3
Kritische Betrachtungen zum ersten und zweiten Ausbildungs-
    abschnitt (H. HAMELMANN und G. FEIFEL).................. 17
Das praktische Jahr (R. PICHLMAYR, H. CREUTZIG und
    K.D. RUMPF).. 21
Erfahrungen nach dem ersten praktischen Jahr aus der Sicht
    des Studenten (M. HEBERER)............................. 28
Prüfungsergebnisse der Chirurgie nach der neuen Approba-
    tionsordnung für Ärzte (ÄAppO) (H.-J. KRAEMER)......... 36
Reformatio in peius — was nun? (W. BACHMANN).............. 41

Erfahrungen mit dem auswärtigen klinischen Unterricht 49
Berner Studienreform — Erfahrungen mit dem Blocksystem
    (R. BERCHTOLD)... 50
Erfahrungen mit dem klinischen Unterricht in der Schweiz
    (U.F. GRUBER).. 53
Das neue Studienprogramm an der Universität Limburg im
    Rahmen der ärztlichen Ausbildung (J.M. GREEP).......... 63
Über den klinischen Unterricht in Ungarn (F. KULKA)........ 71
Das Undergraduate Training in Chirurgie in England
    (R. EARLAM).. 75
Die chirurgische Ausbildung der Medizinstudenten in der
    DDR (H. WOLFF)... 78

II. Weiterbildung zum Facharzt für Chirurgie 81
Weiterbildung — Anspruch und Wirklichkeit (M. ALLGÖWER).... 83
Weiterbildung in der Chirurgie im Departmentsystem
    (H.G. BORST)... 88
Die Ausbildung des Chirurgen in Frankreich
    (L.F. HOLLENDER und C. MEYER).......................... 95
Organisation der Chirurgenausbildung für Allgemein-
    chirurgie in Groningen (P.J. KUIJJER).................. 99
Postgraduate Surgical Training in Canada (N.T. McPHEDRAN).. 104
Postgraduate Residency Training in Surgery in the
    United States (M.J. ORLOFF)............................ 109
International Training of Surgeons (F. GERBODE)............ 118
Die Ausbildung von Chirurgen in Schweden (S. BENGMARK)..... 123
Postgraduate Surgical Training in the United Kingdom
    (J. ALEXANDER-WILLIAMS)................................ 142
Qualifizierte chirurgische Weiterbildung. Ihre Durch-
    führung und Überprüfung (W. MÜLLER-OSTEN).............. 145

Aktivitäten der österreichischen Gesellschaft für Chirurgie und der ihr assoziierten Fachgesellschaften in Hinblick auf die Fort- und Ausbildung des chirurgischen Nachwuchses (H. STEINER)...................................... 150
Schlußwort (G. HEBERER)... 156

Verzeichnis der Referenten

ALEXANDER-WILLIAMS, J., MD, Consultant Surgeon, The General
Hospital, Steelhouse Lane, Birmingham B4 6NH, England

ALLGÖWER, M., Professor Dr., Direktor des Departments für Chirurgie am Kantonsspital Basel, Spitalstraße 21, CH-4004 Basel

BACHMANN, W., Dr., Ministerialrat, Bayerisches Staatsministerium
des Inneren, Postfach, D-8000 München 22

BENGMARK, S., Professor Dr., University of Lund, Department of
Surgery, S-221 85 Lund

BERCHTOLD, R., Professor Dr., Direktor der Universitätsklinik
für viszerale Chirurgie — Inselspital, CH-3010 Bern

BORST, H.G., Professor Dr., Geschäftsführender Direktor am
Department für Chirurgie, Medizinische Hochschule Hannover,
Leiter der Klinik für Thorax-, Herz- und Gefäßchirurgie, Karl
Wiechert-Allee 9, D-3000 Hannover-Kleefeld

CREUTZIG, H., Privatdozent Dr., z.Zt. Dekan für Studentische
Angelegenheiten, Institut für Nuklearmedizin und Spezielle
Biophysik, Karl Wiechert-Allee 9, D-3000 Hannover 61

EARLAM, R., MA., M. Chit., F.R.C.S., Consultant Surgeon, The
London Hospital, 55 Harley Street, London W.I, 637 4288,
England

FEIFEL, G., Professor Dr., Oberarzt der Chirurgischen Klinik der
Universität München, Nußbaumstraße 20, D-8000 München

GERBODE, F., MD, Professor of Surgery, Emeritus, Stanford University, Chief, Department of Cardiovascular Surgery, Pacific
Medical Center, P.O. Box 7999, San Francisco, California
94120, U.S.A.

GREEP, J.M., Professor Dr., Chairman of the Department of Surgery,
Ziekenhuis St. Annadal, Postbus 1918, 6201 BX Maastricht

GRUBER, U.F., Privatdozent Dr., Leitender Arzt Allgemeinchirurgie, Department für Chirurgie, Kantonsspital Basel, Universitätskliniken, Spitalstraße 21, CH-4004 Basel

HAMELMANN, H., Professor Dr., Direktor der Chirurgischen Universitätsklinik, Hospitalstraße 40, D-2300 Kiel

HEBERER, G., Professor Dr., Direktor der Chirurgischen Klinik der
Universität München, Nußbaumstraße 20, D-8000 München

HEBERER, M., Dr., Chirurgische Klinik und Poliklinik im Kantonsspital Basel, Petersgraben 9, CH-4000 Basel

HEGEMANN, G., Professor Dr., Direktor der Chirurgischen Universitätsklinik, Klinikstraße, D-8520 Erlangen

HOLLENDER, L.F., Professor Dr., Chaire de Chirurgie Digestive
et Générale, Service de Chirurgie Générale 3, 1 Place de
l'Hôpital, F-67005 Strasbourg

KRAEMER, H.-J., Dr., Direktor des Instituts für medizinische und
pharmazeutische Prüfungsfragen, Große Langgasse 8, D-6500
Mainz

KUIJJER, P.J., Professor Dr., Chirurgische Kliniek, Academisch
Ziekenhuis Groningen, Oostersingel 59, Groningen, Holland

KULKA, F., Professor Dr., Szote 1, Sebészeti Klinika, 6720 Szeged,
Pécsi u. 4 - Ungarn

LOBKOWICZ, N., Professor Dr., Präsident der Ludwig-Maximilians-
Universität, Geschwister Scholl-Platz 1, D-8000 München

McPHEDRAN, N.T., MD, Professor and Head, Division of Surgery,
The University of Calgary, Foothills Hospital, Calgary,
Canada T2N 2T9 Alta

MEYER, C., Dr., 1 Place de l'Hôpital, Service de Chirurgie
Générale 3, Université Louis Pasteur, F-67005 Strasbourg

MÜLLER-OSTEN, W., Dr., Präsident des Berufsverbandes der Deutschen
Chirurgen e.V., Mittelweg 22, D-2000 Hamburg 13

ORLOFF, M.J., MD, Professor and Chairman, University of California, Medical Center, 225 West Dickinson Street, San Diego,
California 92 103, U.S.A.

PICHLMAYR, R., Professor Dr., z.Zt. Dekan für Ärztliche Fortbildung, Leiter der Klinik für Abdominal- und Transplantationschirurgie am Department Chirurgie der Medizinischen Hochschule
Hannover, Karl Wiechert-Allee 9, D-3000 Hannover-Kleefeld

RENSCHLER, H., Professor Dr., Direktor des Instituts für Didaktik
der Medizin, D-5300 Bonn Venusberg

RUMPF, K.D., Privatdozent Dr., Klinik für Abdominal- und Transplantationschirurgie der Medizinischen Hochschule Hannover,
Karl Wiechert-Allee 9, D-3000 Hannover 61

SPANN, W., Professor Dr., Dekan des Fachbereichs Medizin der
Ludwig-Maximilians-Universität, Goethestraße 29, D-8000 München

STEINER, H., Professor Dr., Vorstand der I. Chirurgischen Abteilung, Landeskrankenhaus, Salzburg, Österreich

WOLFF, H., Professor Dr., Medizinische Akademie Karl-Gustav
Carus, Setcherstraße 74, 8019 Dresden, DDR

Begrüßung und Eröffnung

G. Heberer

Magnifizenz, Spectabilis, hochverehrte Gäste, liebe Kollegen
und ganz besonders hochverehrter, lieber Jubilar!

Zu unserem Symposium über "Klinischer Unterricht und Weiterbildung in der Chirurgie" darf ich Sie alle, insbesondere unsere
Referenten aus dem In- und Ausland, hier im alten Hörsaal der
nunmehr bald 100-jährigen Chirurgischen Universitätsklinik Mün-
chen mit großer Freude begrüßen und Ihnen schon jetzt für Ihre
Mühe, durch Vorträge und Erfahrungsaustausch zum Gelingen dieser
Tagung beizutragen, herzlich danken. Mein Dank gilt weiterhin
dem Kuratorium der Stiftung Volkswagenwerk für die finanzielle
Förderung dieses Symposiums; dadurch war eine Erweiterung der
Themenstellung im internationalen Vergleich möglich.

Wir haben uns zur *Aufgabe* gestellt, *zwei aktuelle Probleme* zu
erörtern: Fragen der Ausbildung und Weiterbildung im Fachgebiet
Chirurgie. Denn das "*Lehrbare*" und das "*Lernbare*" bildeten zu
allen Zeiten den überwiegenden Lehrstoff der Universität, um
eine exakte Ausbildung in einem bestimmten Gebiet zu vermitteln.
Der *klinische Unterricht speziell in der Chirurgie* unterlag dabei schon immer besonderen Anforderungen: Auf dem Boden eines
guten medizinischen Grundwissens soll das Wesen eines Krankheits-
prozesses, einschließlich Diagnostik, Therapie und Verlauf,
nicht nur durch theoretische Wissensvermittlung sondern auch
durch unmittelbares Erleben erfaßt werden. Dabei kommt auch der
Besprechung ethischer Probleme eine hohe Bedeutung zu. Die Studenten sollen nicht nur Krankheiten kennenlernen, sondern vor
allem auch lernen, kranke Menschen zu behandeln. Das erstrebens-
werte Ziel des klinischen Unterrichts ist zu recht *Lehren* als
Erleichterung des *Lernens* genannt worden.
Wem dieses Ziel beim klinischen Unterricht immer lebendig bewußt war, dem mußte jedes System, jede Norm zu eng sein. Dennoch
bekannte sich schon der gereifte BILLROTH zu einem ordnenden
System; er hatte zu oft erfahren, daß "stählernes Pflichtgefühl"
selten ist und daß die Durchschnittsbegabung einer Führung bedarf. Dementsprechend glaubte man besonders im letzten Jahrzehnt,
daß die bedeutende Zunahme der Hörerzahl — trotz der großen
Spannweite der Begabungen, des Lernwillens und der Selbstdiszi-
plin — eine schulmäßige Regelung des Studiums zur Notwendigkeit
machte.

Das Verharren im Gegebenen war nie die an unseren Universitäten
gewünschte Haltung, sondern die lebhafte und freie Suche nach
neuen Wegen. Nachdem die ersten Medizinstudenten jetzt ihr klinisches Studium nach der *neuen Approbationsordnung für Ärzte
(AO)* abgeschlossen haben, besteht für uns Hochschullehrer die

Verpflichtung, die einzelnen Ausbildungsabschnitte auch aus
chirurgischer Sicht nüchtern und kritisch zu überprüfen, unsere
Erfahrungen mit dem klinischen Unterricht mit denjenigen des
Auslandes zu vergleichen und ggfs. Verbesserungs- bzw. Korrek-
turvorschläge zu machen. Dabei sind nötig: Augenmaß und etwas
Sinn für das altrömische "respice finem". Denn es gilt, ein Ab-
gleiten in Mittelmäßigkeit zu verhindern; Qualität sollte nach
wie vor wichtiger sein als Quantität. Man kann nicht, zumal wenn
klar feststeht, daß viele frühere Vorstellungen nicht zu finan-
zieren sind, "in einer bedingten Welt Unbedingtes durchsetzen"
(C.J. BURCKHARDT), auch nicht im letzten Drittel des 20. Jahrhunderts.

Das *zweite Thema*, am Nachmittag, betrifft Wege und Ziele der
derzeitigen *fachchirurgischen Ausbildung* an Kliniken und Krankenhäusern in einem angemessenen Zeitraum. Hierbei ist gerade
an Universitätskliniken die qualifizierte rotierende Ausbildung,
auch in den Teilgebieten und Subspezialitäten, unter Berücksichtigung der experimentell-chirurgischen Forschung eine sehr be-
rechtigte Forderung unserer Assistenten. Ihre Erfüllung ist ganz
wesentlich von der jeweiligen Klinikstruktur und -leitung, aber
auch wegen des zu erfüllenden Operationskataloges von Klinikgrö-
ße und Verweildauer der Patienten abhängig.
Von Anbeginn der Weiterbildung in der Chirurgie sind eine Beurteilung der Effektivität der operativen Eingriffe, pathologisch-
anatomische Untersuchungen, klinische Nachuntersuchungen, Kom-
plikations- und Letalitätskonferenzen und vor allem eine inter-
kollegiale Prüfung in eigener Verantwortung vonnöten. Die in allen westlichen Ländern zunehmenden Bestrebungen nach *Qualitätskontrolle* der chirurgischen Leistungen sollten auch bei uns bald
mehr an Bedeutung gewinnen. Ich habe daher das wichtige Referat
"Qualifizierte chirurgische Weiterbildung, ihre Durchführung und
Überprüfung" an das Ende unseres Symposiums gesetzt. Das auch
hierfür wichtige und ursprünglich vorgesehene weitere Thema der
klinischen und experimentell-chirurgischen Forschung mußte aus
Zeitgründen entfallen. Denn wegen seiner Aktualität — insbesondere der Notwendigkeit, qualifizierte Wissenschaftler ganz oder
teilweise von ihren Lehrverpflichtungen zu befreien — aber auch
im Hinblick auf eine gezielte Forschungspolitik, wäre angesichts
der Tatsache, daß trotz vermehrter Aufwendungen für die Forschung
an unseren Hochschulen keine entsprechende Steigerung der For-
schungsleistung erzielt werden konnte, ein eigenes Symposium erforderlich.

Wir erhoffen durch Referate und Diskussionsbeiträge erfahrener
in- und ausländischer Kollegen und von dem dadurch erzielten Ge-
dankenaustausch einen großen Gewinn. Damit möchten wir dem Jubilar, unserem hochverehrten, lieben Lehrer RUDOLF ZENKER, der ge-
stern seinen 75. Geburtstag feierte, unseren *Glückwunsch und Dank*
darbieten:
Dank dafür, daß Du uns in die Chirurgie eingeführt, uns immer
wieder angeregt und gefördert hast. Dein Können als Operateur,
Deine Tatkraft als Wissenschaftler mit der überschauenden Ordnung und Sichtung, ganz besonders aber Dein Beispiel als Arzt
und Kliniker haben durch Jahrzehnte hindurch für viele Schüler
ihr weiteres Leben bestimmt. Du hast eine international anerkannte Chirurgenschule geschaffen und konntest — wie sich K.H. BAUER

in seiner Laudatio zu Deinem 70. Geburtstag ausdrückte — "damit
wesentlich zum Wiedergewinn der Weltgeltung deutscher Chirurgen
beitragen".

Die große Schar Deiner Schüler beglückwünscht Dich zu Deinem
Jubiläumstag und ehrt Dich als Vorbild, als stets begeisternden
Lehrer Deiner *Studenten* und nicht zuletzt als Freund und wohlwollenden Förderer Deiner jungen *Assistenten* in Mannheim, Mar-
burg und München, für die Du stets die richtige Witterung und
einen sicheren Blick hattest.

Auch heute kannst Du uns in Deiner herbstlichen Abgeklärtheit
noch *Wegweiser in die Zukunft* sein: Mit dem Geist der Toleranz,
den Du uns vorlebtest, mit der Weisheit der Alten, Probleme und
deren Überwindung müßten reifen und brauchten dazu ihre Zeit,
gestaltetest und führtest Du Deine Münchner Klinik, in der sich
unter einer mehr oder minder straffen Führung Spezialisierung
und gleichzeitige Integrierung unter Wahrung der Selbständigkeit
tüchtiger Mitarbeiter bewährt hat. Du hast hier ein Beispiel gesetzt. Im Einklang mit allen Oberärzten und Kollegen dieser Klinik bemühen wir uns seit 5 Jahren dieses anvertraute Gut, das
Wissen und Können zu wahren, zu mehren und weiteren Generationen
zu vermitteln.

Gewiß, alles fließt, und jede Generation hat die Aufgabe, die
Gleichgewichte für sich neu zu bestimmen. Dabei sollte man Altes
und Bewährtes nicht zu unüberlegt oder zu früh ablegen. Mit Deinem Jugendfreund EUGEN ROTH würdest Du hierzu sagen:
"Der Arzt vergesse eines nicht: Auch Unwägbares hat Gewicht"!

In diesem Sinne möchte ich Dir, hochverehrter lieber Jubilar,
dieses, der Tradition wie der Gegenwart verpflichtete Symposium
— gleichzeitig im Namen aller ärztlichen Mitarbeiter der Chirurgischen Klinik der Universität München sowie Deiner zahlreichen
Schüler, Freunde und Fachkollegen aus dem In- und Ausland — zu
Deinem 75. Geburtstag widmen.

Begrüßungsworte

W. Spann

Magnifizenz, meine sehr verehrten Damen, meine Herren!

Als Dekan der medizinischen Ausbildungsstätte unserer Universität — hier stocke ich schon — es sei denn, ich wollte mich im weiteren mit der neutralen Bezeichnung medizinische Ausbildungsstätte begnügen. Wollte ich jedoch die Bezeichnung "Fakultät" wählen, käme ich zumindest in den Verdacht, eine antiquierte bzw. ultrakonservative Einstellung zu besitzen, was mich persönlich nicht stören würde.

Wollte ich die Bezeichnung "Fachbereich" verwenden, so wäre dies zwar korrekt und aktuell, aber nicht mehr. Progressiv und fortschrittlich schon deshalb nicht, weil bei der Novellierung des Bayerischen Hochschulgesetzes inzwischen beabsichtigt ist, die alte Bezeichnung "Fakultät", die immerhin einen auch in der Geschichte nicht unbeachtlichen Zeitraum von 500 Jahren bestanden hatte, wieder einzuführen.

Meine mehrfach geäußerte Vermutung, konservativ sein heißt an der Spitze des Fortschritts marschieren, könnte somit zumindest was die Hochschulgesetzgebung in unserer raschlebigen Zeit betrifft, zutreffen.
Haben Sie bitte Verständnis dafür, daß ich mich zunächst einer Frage zugewandt habe, die zumindest für den Außenstehenden als untergeordnet, wenn nicht gar bedeutungslos, erscheinen mag und nicht, wie es sich für einen Naturwissenschaftler geziemt, rasch zur Sache gekommen bin. Tatsächlich wären Fragen der Nomenklatur auch nach unserer Meinung, abgesehen von Überlegungen der Tradition, nicht gerade vorrangig, wenn sie nicht beispielhaft wären für die tiefgreifenden strukturellen Veränderungen in unserer Universitätslandschaft.

Lassen Sie mich zu meinem Auftrag kommen. In erster Linie möchte ich Sie alle, die Sie sich aus besonderem Anlaß hier versammelt haben, im Namen meiner Fakultät herzlich willkommen heißen.

Schließlich habe ich die große Freude, unserem Kollegen ZENKER die herzlichsten Wünsche zu seinem 75. Geburtstag zu überbringen und ihm noch viele Jahre bei voller Gesundheit zu wünschen.

Damit wäre mein Auftrag erfüllt. Wenn ich mich an die Maxime halten würde: Bei einer Begrüßung darf man über alles sprechen, nur nicht über 3 Minuten.

Nun haben Sie, Herr Kollege HEBERER, zu meiner Freude ein Thema gewählt, zu dem der Dekan der, zumindest von der Studentenzahl her gesehen, größten Fakultät im Bundesgebiet nicht schweigen darf

und kann. Bei diesem hoch aktuellen Thema muß ich sogar weiter-
gehen und sagen, daß wir keine Gelegenheit vorbeigehen lassen
dürfen, uns auch nach Erlaß der unseligen Approbationsordnung zu
ihrer Entstehung und insbesondere zu ihrer Vermeidbarkeit zu äußern. Wir nehmen uns nicht nur das Recht, wir haben nach meiner
Meinung sogar die Verpflichtung, denen, die für den Erlaß der
Approbationsordnung, z.T. guten Glaubens, z.T. aber in verant-
wortungsloser Weise die Schuld zu tragen haben, den Spiegel vor-
zuhalten und in der Öffentlichkeit immer wieder darauf hinzuweisen, daß wir in ausreichender Zeit vor dem Erlaß eindringlich
auf die zu erwartenden Probleme hingewiesen haben.
Um allen Mißverständnissen vorzubeugen: auch nach unserer Auffassung besteht kein Zweifel, daß diese Ausbildungsordnung für sich
allein gesehen eine echte Verbesserung gebracht hätte für 100
Studenten pro Jahr. Wogegen wir uns rechtzeitig und mit Nachdruck — mit Zahlenmaterial ausführlich begründet — gewandt haben,
das war und ist die heute für alle damit Befaßten offensichtlich
gewordene Undurchführbarkeit für 600 - 700 Studenten pro Jahr in
der geplanten Form.

Die uns großzügig für einen effizienten praktischen Unterricht
zugesicherten finanziellen Mittel sind ausgeblieben und auch in
Zukunft nicht zu erwarten. Waren die Väter der Approbationsordnung in ihrem Reformeifer schon nicht zu bremsen, so hätte der
Gesetzgeber zumindest dafür sorgen müssen, daß Kommunen und Land-
kreise dazu verpflichtet werden, in der praktischen Ausbildung
mitzuwirken. Dies hätte uns allen das traurige Schauspiel des
Feilschens der Krankenhausträger mit dem Staat um die letzte
Mark erspart. Es müßte den Krankenhausträgern die Schamröte ins
Gesicht treiben — so sie eine solche besäßen —, wenn wir heute
erleben, daß private Krankenanstalten mit wesentlich geringeren
Pflegesätzen sich freiwillig unentgeltlich für das praktische
Jahr anbieten, um uns aus unserer großen Not zu helfen.
Grotesk mutet der Aufwand an, der erforderlich ist, um Steuer-
mittel von einer Buchungsspalte in die andere zu bringen.

Der Staatssekretär, der seinerzeit für den Entwurf und die Ver-
abschiedung der Approbationsordnung verantwortlich war und diese
Verantwortung insbesondere für die Beschaffung der erforderlichen finanziellen Mittel höchstpersönlich — uns Warner lächer-
lich machend — übernommen hatte, hat sich längst aus dem Staube
gemacht und uns, die wir einen erlernten Beruf haben und das
Ressort nicht beliebig wechseln können, in der Misere im Stich
und zurückgelassen. Noch wäre kurz vor dem Inkrafttreten Zeit
gewesen die Ordnung auszusetzen: allerdings hätte eine solche
Maßnahme den Mut des Eingeständnisses einer Fehleinschätzung be-
durft, auch daran hat es gefehlt, im Vertrauen der Politiker
darauf: Die da unten werden sich schon zurechtwurschteln. Genau
das tun wir!

Als dann die Not steigender Studentenzahl — durch Gerichtsbe-
schlüsse noch verschärft — zunehmend größer wurde, verordnete
man uns die Kapazitätsverordnung und die Regellehrverpflichtung.
Verordnungen, unter denen wir nicht angetreten sind und denen
ich mich moralisch ebenso wenig verpflichtet fühle wie ein Fa-
milienvater, der kurz nach dem zweiten Weltkrieg gesetzeswidrig,
um seine Familie vor dem Hunger zu schützen, beim Schwarzhändler

gekauft hat. Sowohl bei der Kapazitätsverordnung als auch bei
der Regellehrverpflichtung kommt es nur darauf an, daß die Norm
erfüllt ist. Nach der Qualität des Unterrichtes fragt niemand.
Für den Revisor muß es nachprüfbar sein. Alles andere ist ohne
Bedeutung.

Der von ZENKER bereits *1959* gemachte und publizierte, somit für
jeden, der lesen kann, erreichbare Vorschlag — eine Vermehrung
der praktischen Ausbildungszeit während der Semesterferien — also eine Reorganisation und Straffung der Famulatur, hätte sicher
Besseres erzielt und dies ohne Kostenaufwand und ohne Belastung
des Patienten, die heute häufig die Grenzen der Belästigung über-
schreitet.

Wenn Sie, lieber Herr HEBERER, sich entschlossen haben das Thema
des Symposiums, das anläßlich des 75. Geburtstages Ihres Lehrers
und Vorgängers RUDOLF ZENKER veranstaltet wird: "Klinischer Unterricht und Weiterbildung in der Chirurgie" zu wählen und darüber hinaus den Versuch unternehmen, die Problematik unter einem
internationalen Aspekt abhandeln zu lassen, so zeigt dies, wie
sehr uns allen das Problem trotz der aufgezeigten uns aufgezwun-
genen widrigen Umstände am Herzen liegt. Dabei wären widrige Umstände allein keineswegs der Grund zur Resignation. Bitter ist
nur, wenn man davon überzeugt ist, daß sie leichtfertig herbeigeführt wurden.

Wir fühlen uns in allen Fragen des Unterrichtes unseren Mitbür-
gern gegenüber in so hoher Verpflichtung, daß wir trotz der aufgezeigten enormen Schwierigkeiten, die für den Außenstehenden
nur schwer beurteilbar sind und für deren Zustandekommen wir mit
Nachdruck die Verantwortung ablehnen, alles, was in unseren Kräf-
ten steht, tun, um aus der Sache noch das Beste zu machen, und
dies, obwohl der Staat mehr denn je die Hand an der Kehle der
Universität hat.

Besonders erfreulich ist, daß wir bei der Bewältigung dieser Aufgabe fast ausnahmslos — wenn z.T. auch im schweren Ringen um Einzelheiten — volles Verständnis und tatkräftige Unterstützung der
zuständigen Beamten der Universitätsverwaltung, vor allem des
Kanzlers, aber auch des Kultus- und Innenministeriums, gefunden
haben. Dafür an dieser Stelle unseren besonderen Dank!

Es verbleibt mir noch der Dank an alle Referenten, die z.T. weit
angereist sind, für Ihre Bereitschaft der Mitwirkung und für die
Mühe, der sie sich unterzogen haben und der Wunsch für gutes Gelingen.

Freiheit der Lehre und Freiheit des Lernens

N. Lobkowicz

Verehrtes Geburtstagskind,
Spectabilis,
Verehrte Kolleginnen und Kollegen,
Meine Damen und Herren!

Das mir aufgegebene Thema — die Freiheit des Lehrens und die
Freiheit des Lernens — betrifft streng genommen die sog. Grundrechte und gehört insofern in das Ressort des Verfassungsrecht-
lers, der ich nicht bin. Wenn ich mich dennoch bereit erklärt
habe, zu diesem Thema einige Ausführungen zu machen, und gar noch
in weniger als einer halben Stunde, so deswegen, weil ich mich
nachgerade als einen Experimentaljuristen betrachte und das Thema von nicht abnehmender Aktualität ist. Ich bitte die ausländischen Gäste um Verständnis, daß ich mich auf die deutsche Rechts-
lage beschränke.

In der Rechtsliteratur begegnet man weder dem Ausdruck "Freiheit
des Lehrens" noch dem Ausdruck "Freiheit des Lernens", sondern
nur den Ausdrücken "Freiheit der Lehre" und "Lernfreiheit", neuerdings auch "Freiheit des Studiums". Dies ist insofern von Bedeutung, als diese beiden Grundrechte in der Verfassung, in den
Gesetzen und in der Rechtssprechung ausdrücklich in Zusammenhang
mit Wissenschaft gesehen werden. Nicht jedwede Lehre ist ohne
weiteres frei, sondern nur die wissenschaftliche; und auch bei
der Lernfreiheit oder Freiheit des Studiums ist primär an die
Situation des Lernenden an einer Wissenschaftsinstitution, also
des Hochschul-Studenten gedacht.

In Art. 5, Abs. 3 des Grundgesetzes heißt es: "Kunst und Wissenschaft, Forschung und Lehre sind frei. Die Freiheit der Lehre
entbindet nicht von der Treue zur Verfassung"; ähnlich in Art.
108 der Bayerischen Verfassung: "Die Kunst, die Wissenschaft und
ihre Lehre sind frei". Eine ähnlich ausdrückliche Garantie der
Lernfreiheit ist im Grundgesetz und den Länderverfassungen nicht
zu finden; deswegen wird im Paragraph 3 des Hochschulrahmengesetzes, der die Überschrift "Freiheit von Kunst und Wissenschaft,
Forschung, Lehre und Studium" trägt, zwar in den Abschnitten über
die Freiheit der Forschung und die Freiheit der Lehre, nicht jedoch im Abschnitt über die Freiheit des Studiums Bezug auf das
Grundgesetz genommen. Dennoch ist es einhellige Rechtsmeinung,
daß auch die Lernfreiheit durch die Verfassung garantiert ist. Man
wird dieses Grundrecht unschwer aus den Artikeln 2 und 12 des
Grundgesetzes ableiten können, von denen der erste das Recht auf
die freie Entwicklung der Persönlichkeit, der zweite das Recht
auf freie Wahl des Berufes, des Arbeitsplatzes und der Ausbildungsstätte garantieren. Überdies partizipiert auch der Studierende am Grundrecht der Wissenschaftsfreiheit, und zwar dann und

insofern, als er zur eigenverantwortlichen wissenschaftlichen
Betätigung vordringt, was insbesondere bei der Abfassung einer
wissenschaftlichen Untersuchung, also der Dissertation, der Diplomarbeit, aber auch eines Seminarpapers der Fall sein dürfte.

In der Verfassung garantierte Grundrechte können durch die Gesetzgebung nicht eingeschränkt werden, es sei denn, die Verfassung läßt eine solche Einschränkung ausdrücklich zu, wie es z.B.
bei der Freiheit der Meinungsäußerung der Fall ist, von der es in
Art. 5, Abs. 2 Grundgesetz ausdrücklich heißt, sie finde ihre
Schranken in den Vorschriften der allgemeinen Gesetze, den ge-
setzlichen Bestimmungen zum Schutze der Jugend und in dem Recht
der persönlichen Ehre. Bevor ich mich dem Hochschulrahmengesetz
zuwende, möchte ich deswegen etwas ausführlicher über die Freiheit des Lehrens und die Freiheit des Lernens, wie sie aus dem
Grundgesetz hervorgehen, sprechen.

Gelegentlich begegnet man der Auffassung, Art. 5, Abs. 3 Grundgesetz unterscheide sich in dreifacher Weise von Art. 142 der Wei-
marer Reichsverfassung: in der letzteren war nicht von der Freiheit der Forschung die Rede, sondern allein von der Freiheit der
Lehre; es war nicht von der Freiheit der Lehre im allgemeinen,
sondern nur von der Lehre der Wissenschaft die Rede; und es fehlte der Hinweis, daß die Freiheit der Lehre nicht von der Treue
zur Verfassung entbinde. Es scheint jedoch einhellige Meinung
der Rechtsgelehrten zu sein, daß diese Unterschiede letztlich nur
verbal sind. Wenn die Freiheit der Wissenschaft garantiert wird,
ist damit auch die Freiheit ihrer unentbehrlichen Voraussetzung,
der Forschung, gewährleistet; das Grundgesetz hat, wenn es die
Freiheit der Lehre garantiert, ausdrücklich die Verkündung der
Ergebnisse wissenschaftlicher Forschung im Sinne; und die Treueklausel ist insofern keine Einschränkung, als die Väter des Grundgesetzes der Meinung waren, wissenschaftliche Lehre *als solche*
könne keine Untreue zur Verfassung konstituieren.

Hieraus ergeben sich eine wichtige Folgerung und eine Schwierigkeit. Die Folgerung, die m.E. viel zu selten beachtet wird, lautet: die Freiheit der Lehre garantiert als solche noch nicht die
Freiheit des Unterrichts an Universitäten. Vielmehr ist die Freiheit des an Universitäten gebotenen Unterrichts wesentlich davon
abhängig, daß an den Universitäten Wissenschaft betrieben, d.h.
geforscht wird. So partizipiert etwa der Volksschullehrer nicht
am Grundrecht der Lehrfreiheit, es sei denn, er sei selbst privat
wissenschaftlich tätig, was jedoch unmittelbar nichts mit seinem
Unterricht zu tun hat. Alle Schulen, an denen nicht Wissenschaft
betrieben wird, sondern die bloß einerseits Kenntnisse und Fertigkeiten vermitteln und andererseits den Charakter bilden, d.h.
erziehen, können zwar in ihrem Unterricht frei sein; doch ist
ihnen und ihren Lehrern diese Freiheit nicht grundgesetzlich ver-
bürgt.

Dies besagt, daß der Abbau der Forschung an Universitäten zumindest tendentiell auch einen Abbau der Freiheit der Lehre nach
sich zieht. Wäre z.B. Hochschullehrern Forschung nur noch als Ne-
bentätigkeit genehmigt, hätten sie also nicht einen ausdrücklichen Auftrag zur Forschung, stünde ihnen zwar selbstverständlich
wie jedem Wissenschaftler frei, die Ergebnisse ihrer Forschung

zu veröffentlichen, wäre jedoch alles anderes als klar, ob sie
in ihrer universitären Lehre noch im Sinne von Art. 5, Abs. 3
Grundgesetz frei wären. Dies berührt übrigens die äußerst schwie-
rige Frage nach der Freiheit der Lehre jener Hochschulmitglieder,
die — wie z.B. die wissenschaftlichen Mitarbeiter auf Lebenszeit
des Hochschulrahmengesetzes — im Rahmen ihres Hauptamtes nicht
zur selbständigen Forschung berechtigt sind. Um ihnen eine Lehrfreiheit zu gewährleisten, wird man sich darauf berufen müssen,
daß Art. 5, Abs. 3 Grundgesetz nicht nur ein Individualrecht des
Wissenschaftlers, sondern auch eine Unabhängigkeit der Institution, an welcher Wissenschaft betrieben wird, garantiert. Insofern ist ganz gewiß der Staat gegenüber einem wissenschaftlichen
Mitarbeiter, mag er auch selbst nicht forschen, zu keiner Weisung
hinsichtlich des Lehrinhaltes berechtigt; eine andere Frage ist
allerdings, ob nicht der Vorgesetzte des wissenschaftlichen Mit-
arbeiters berechtigt ist, anweisend in seine Lehre einzugreifen.
Ganz sicher hat ein Hochschullehrer gegenüber einem von ihm in
der Lehre weisungsgebundenen d.h. ohne eigenen Lehrauftrag tätigen Mitarbeiter das Recht, anzuordnen, seine Lehrveranstaltung
inhaltlich und methodisch in bestimmter Weise zu gestalten; und
wenn der Mitarbeiter in dieser Veranstaltung eine von seinem Vor-
gesetzten abweichende Lehrmeinung vertritt, muß er sich auf eigene wissenschaftliche Arbeit berufen — kann er sich also nicht
einfach dadurch rechtfertigen, auch er sei in der Lehre frei.

Eine besondere, selten ausführlicher erörterte Schwierigkeit ergibt sich aus der Treueklausel von Art. 5, Abs. 3 Grundgesetz.
Diese Klausel wurde vom Parlamentarischen Rat erst angenommen,
als ein Abgeordneter sie dahingehend interpretierte, daß sie keineswegs eine verantwortungsbewußte Kritik am Grundgesetz aus-
schließen, sondern nur gewährleisten solle, daß "unter dem *Vorwand* einer wissenschaftlichen Kritik ein Mann auf dem Katheder
(nicht) ... hinterhältige Politik (treibt), indem er die Demokra-
tie nicht kritisiert, sondern verächtlich macht". Das Grundgesetz geht also von der Vorstellung aus, wissenschaftliche Lehre
streng als solche könne mit dem Grundgesetz gar nicht in Konflikt
kommen. Möglicherweise kann man diese Voraussetzung auch umgekehrt formulieren: eine Lehrmeinung, die der Verfassungstreue
widerspricht, kann nicht wissenschaftlich sein. Diese Voraussetzung ist insofern naiv, als sie einerseits ein bestimmtes Wissen-
schaftsverständnis voraussetzt, das heute nicht mehr von allen
Wissenschaftlern geteilt wird, und zweitens die ideelle Auswir-
kung der Wissenschaft übersieht. Sie setzt ein Verständnis von
Wissenschaft voraus, nach welchem es eine klare Grenzlinie zwischen Denken und Handeln gibt, und berücksichtigt damit nicht
jene Wissenschaftsbegriffe, die — wie verschiedene Gestalten
des Marxismus — eine Einheit von Theorie und Praxis postulieren;
und sie übersieht die Wirkung von Ideen, auch wenn diese sich
wissenschaftlich geben oder es gar nach einem toleranten Wissen-
schaftsverständnis tatsächlich sind. So gibt es z.B. gesell-
schaftswissenschaftliche Theorien, die von sich behaupten, nur
durch gesellschaftliche Aktionen bewährt werden zu können; obwohl nach dem Verständnis solcher Theorien die gesellschaftlichen Aktionen ein Teil des Wissenschaftsprozesses sind, können
die fraglichen Aktionen sehr wohl verfassungsfeindlich sein.
Ebenso ist eine Entwicklung denkbar, in welcher z.B. Wissenschaftler aufgrund wissenschaftlicher Analysen die Auffassung

vertreten, bestimmte Wesen, die wir heute als Menschen ansehen,
seien in Wirklichkeit keine Menschen, weswegen die Grundrechte
auf sie nicht anzuwenden seien. Wie die Vergangenheit beweist,
können dergleichen Überlegungen ein Massenecho haben, das es —
einmal unabhängig vom Grundgesetz — fraglich erscheinen läßt,
ob alles, was sich als wissenschaftlich vorstellt und diesbezüglich bestimmten formalen Kriterien genügt, auch tatsächlich
frei sein *sollte*.

Dennoch hat gerade diese Naivität des vom Grundgesetz vorausge-
setzten Wissenschaftsbegriffes eminente Vorteile. Sie entläßt
nämlich die Wissenschaft und auch die von der wissenschaftlichen
Forschung kontrollierte und disziplinierte Lehre in eine volle
Freiheit und fügt nur warnend hinzu, daß man nicht bereit sei,
alles als wissenschaftlich zu respektieren, was sich so bezeichnet. Eine wissenschaftliche Lehre kann jedoch nicht mit dem einfachen Hinweis unterbunden oder gar eingeschränkt werden, sie
sei der Verfassung gegenüber untreu; vielmehr muß ihre Unwissen-
schaftlichkeit erwiesen werden, um ihre mangelnde Verfassungstreue zu erweisen. Dies legt letztlich das Urteil über die An-
wendbarkeit der Treueklausel in die Hände der Wissenschaft
selbst; die Wissenschaftler, nicht die Politiker, müssen letztlich darüber entscheiden, wann einer von ihnen die Freiheit der
Lehre zu unwissenschaftlichen Zwecken mißbraucht und damit, wenn
dieser Mißbrauch sich gegen die Verfassung richtet, die Möglichkeit einer Berufung auf Art. 5, Abs. 3 Grundgesetz verwirkt. Es
ist schwer zu sehen, wie eine Gesellschaft ihrer Wissenschaft
mehr Freiheit geben könnte, ohne befürchten zu müssen, daß sie
im Namen der Wissenschaft ihrer Freiheiten beraubt wird.

Da, wie gesagt, im Grundgesetz nicht ausrücklich die Rede von der
Lernfreiheit ist, fällt es ein wenig schwer, ebenso ausführlich
über diese Freiheit allein vom Grundgesetz her zu sprechen. In
der Rechtsliteratur wird die Freiheit des Lernens gelegentlich
als ein "rechtlicher Reflex" der Lehrfreiheit bezeichnet; obwohl damit angedeutet wird, daß auch die Freiheit des Lernens
indirekt in Art. 5, Abs. 3 des Grundgesetzes wurzelt, läßt sich
daraus allerdings wenig ableiten. Hier hilft es auch nicht weiter, wenn — wie es gelegentlich geschehen ist — von einem "for-
schenden Lernen" gesprochen wird. Denn zwar wird auch der Student zum Träger der Wissenschaftsfreiheit, wenn er eigenverant-
wortlich forscht; und es läßt sich auch kaum leugnen, daß er —
nicht anders wie der Hochschullehrer — durch solche Forschung
etwas lernt. Die Lernfreiheit betrifft aber nicht eigentlich
dieserart Lernen, das möglicherweise auch ohne jede Lehre voll-
zogen werden kann. Sie ist vielmehr der Freiheitsraum, der dem
Studenten in der Situation zugestanden wird, in welcher er sich
belehren läßt. Deswegen wurzelt die Freiheit des Lernens primär
im Recht der freien Ausbildungswahl, wie sie Art. 12, Abs. 1
Grundgesetz garantiert: er kann sich die Stätte aussuchen, an
welcher er studieren will; er kann sich an dieser Stätte einen
Studiengang auswählen; und er kann innerhalb dieses Studienganges nach eigener Wahl Schwerpunkte bestimmen. Mit einer Ausnahme, auf die ich noch zurückkomme, kann der Student hieraus allerdings keine Rechtsansprüche ableiten: seine Freiheit besteht
allein in der Wahlmöglichkeit innerhalb des Lehrangebotes. So
kann der Student sich nicht auf seine Lernfreiheit berufen, wenn

er sich darüber beklagt, daß es an seinem Heimatort keine Universität gibt, daß in der Hochschule seiner Wahl ein von ihm gewünschter Studiengang nicht vorgesehen ist oder eine Prüfungsordnung einen von ihm bevorzugten Schwerpunkt nicht vorsieht. Auch kann er, wie sich aus dem Numerus-clausus-Urteil des Bundesverfassungsgerichtes ergibt, nur dann die Zulassung zu einem bestimmten Studiengang einer bestimmten Universität fordern, wenn in diesem Fach Studienplätze frei sind; er hat keinen Anspruch darauf, daß der Staat hinreichend viele Studienplätze schafft, um ihm das Studium seiner Wahl zu ermöglichen. Ähnlich kann der Student auch durch Studienpläne, Studienordnungen oder Regelstudienzeiten verpflichtet werden. Ein Urteil des Verwaltungsgerichtshofes Mannheim aus dem Jahre 1976 hält ausdrücklich fest, Regelstudienzeiten seien mit der Freiheit des Lernens vereinbar. Daß damit noch lange nicht etwas über die Tunlichkeit von Regelstudienzeiten ausgesagt ist, versteht sich von selbst; Gerichte entscheiden darüber, was rechtens, nicht darüber, was klug ist.

Es ist der ausdrücklichen Erwähnung wert, daß bis vor wenigen Jahren in der Bundesrepublik zwar viel von der Freiheit der Forschung und Lehre, jedoch wenig von der Lernfreiheit oder Freiheit des Studiums die Rede war. Wenn nunmehr das Hochschulrahmengesetz dennoch ausdrücklich von einer Freiheit des Studiums spricht, läßt sich dies aus der hochschulpolitischen Entwicklung der letzten zehn Jahre erklären. Einerseits entstand in den späten sechziger Jahren in studentischen Kreisen eine Ideologie, nach welcher die Lehr-Lern-Situation ein Herrschaftsverhältnis ist; Studenten und Professoren stehen einander nach dieser Ideologie ähnlich wie ein ausgebeutetes Proletariat und produktionsmittelbesitzende Kapitalisten gegenüber. So abwegig diese Deutung war, führte sie zu durchaus berechtigten Überlegungen über die Rechte der Lernenden gegenüber den Lehrenden. Andererseits wurden von Vertretern dieser Ideologie gegen Professoren Maßnahmen ergriffen, die eine klarere Abgrenzung der Lernfreiheit erforderlich machten. Grundrechte werden ja nicht nur deswegen formuliert, um sie den Staatsbürgern zu garantieren, sondern auch, um die Gefahr abzuwehren, daß sie falsch interpretiert und in maßlose, gemeinschaftsgefährdende Ansprüche umgesetzt werden.

Eine solche Abgrenzung enthält nun das Hochschulrahmengesetz. Dort heißt es über die Freiheit der Lehre, sie umfasse unbeschadet der Treue zur Verfassung sowie im Rahmen der zu erfüllenden Lehraufgaben insbesondere die Abhaltung von Lehrveranstaltungen und deren inhaltliche und methodische Gestaltung sowie das Recht auf Äußerung von wissenschaftlichen Lehrmeinungen. Demgegenüber heißt es von der Freiheit des Studiums, sie umfasse unbeschadet der Studien- und Prüfungsordnungen insbesondere die freie Wahl der Lehrveranstaltungen, das Recht, innerhalb eines Studienganges Schwerpunkte nach eigener Wahl zu bestimmen, sowie die Erarbeitung und Äußerung wissenschaftlicher Meinungen.

Liest man diese beiden Absätze als eine gesetzliche Auslegung der grundrechtlichen Freiheiten in der Lehr-Lern-Situation an Hochschulen, so ergibt sich in etwa folgendes, vergleichsweise differenziertes Bild. Die Freiheit der Lehre besteht primär in der Berechtigung des hierzu beauftragten Wissenschaftlers, Lehrveranstaltungen anzubieten und sie nach eigenem Ermessen zu ge-

stalten, die Freiheit des Studiums dagegen in der Berechtigung,
unter dem Lehrangebot dieser Wissenschaftler frei auszuwählen
und sich für diesen oder jenen Studienschwerpunkt zu entscheiden.
Diese Freiheiten sind in Pflichten eingebunden: der Hochschullehrer hat seine Lehraufgaben zu erfüllen, der Lernende kann an
die Studien- und Prüfungsordnungen gehalten werden. Hier wird
ein wesentlicher Unterschied zwischen dem Freiraum des Lehrenden
und jenem des Lernenden deutlich. Der Lehrende erhält im Rahmen
der Hochschule seinen Freiraum, indem er eine Aufgabe übernimmt;
innerhalb der Universität ist seine Freiheit der Ausfluß einer
Pflicht. Dies widerspricht nicht der grundgesetzlich garantierten Freiheit der Lehre: jedermann ist frei, seine wissenschaftlichen Lehrmeinungen zu verkünden; an der Universität — im Gegensatz etwa zum Hyde-Park — ist dazu jedoch nur der hierzu Be-
auftragte berechtigt, der mit dem Auftrag Verpflichtungen übernimmt. Kommt er diesen Verpflichtungen nicht nach, kann er ent-
lassen werden und muß dann eben seine Lehrfreiheit anderswo wahr-
nehmen. Die Freiheit des Lernenden dagegen ist weniger der Ausfluß von Pflichten, als vielmehr mit Konsequenzen verbunden. Niemand ist verpflichtet zu studieren, auch dann nicht, wenn er an
einer Universität immatrikuliert ist; einen Studienplatz in
einem Numerus-Clausus-Fach zu besetzen und dennoch nicht zu studieren, muß zwar egoistisch und insofern unmoralisch sein, ist
jedoch nicht die Verletzung einer rechtlich faßbaren Verpflichtung. Jedoch muß der Lernende die Konsequenzen seines Handelns
in Kauf nehmen: wenn er nicht zum Examen zugelassen wird, weil
er aus Gründen, die er selbst zu vertreten hat, bestimmte Veranstaltungen nicht besuchte, oder die Prüfung nicht besteht, weil
er einen in der Prüfungsordnung nicht vorgesehenen Schwerpunkt
gewählt hat, kann er sich nicht auf seine Lernfreiheit berufen.
Hierzu ein Zitat aus der Pädagogischen Hochschule Berlin, Januar
1977. Eine Diplomarbeit mit dem Titel: "Zur politischen Soziali-
sation an der Hochschule am Beispiel der Ausbildung zum Diplom-
sozialpädagogen an der Pädagogischen Hochschule Berlin".

"Meine wissenschaftliche Arbeitsweise durch eine Diplomarbeit belegen zu müssen, ist Ausdruck eines bürgerlichen Wissenschaftsverständnisses, da Ziel und
Beweis marxistischer Wissenschaft in der Praxis liegen. Marxistische Wissenschaftler könnten auf diese Art von Nachweis verzichten, wenn sie selber nicht
im bürgerlichen Wissenschaftsbetrieb befangen wären. Inhalt und Form dieser
Arbeit stehen notgedrungen im Widerspruch zueinander. Aus diesem Grunde werde
ich auch auf konstruktive Vorschläge am Ende dieser Arbeit verzichten. Veränderte menschenwürdige Verhältnisse können nur durch aktives reflektiertes
Handeln solidarischer Subjekte erkämpft werden, eine Diplomarbeit ist dabei
"fürn Arsch".

Eine Theorie kann sich erst als richtig erweisen, wenn sie *praktisch* wird
zur Befreiung der Menschen. Eine brauchbare Theorie ist demnach eine aus praktischen Erfahrungen gewonnene Grundlage für gesellschaftsverändernde Praxis".

Ebensowenig kann sich jedoch auch der Hochschullehrer auf die
Freiheit der Lehre berufen, wenn er seine Lehraufgaben nicht erfüllt: zwar hat er das Recht, über alles zu lesen, was seine
Lehrbefugnis umfaßt und steht es ihm auch weitgehend frei, diese
Befugnis zu interpretieren — aber echt frei in der Themenwahl ist
er erst dann, wenn er die ihm zugeordneten Lehraufgaben erfüllt
hat. Ein Anatom hat sehr wohl das Recht, über die vermutliche

Muskulatur von Marsbewohnern zu lesen; ebenso ein Chirurg über
die philosophischen Grundlagen der Vagotomie — aber erst dann,
wenn er den Studenten vermittelt hat, was die Studienordnung vorsieht und von ihnen in der Prüfung erwartet wird. Im übrigen gehört es ohne Zweifel *nicht* zur Freiheit der Lehre, sich selbst
den Zeitpunkt und den Hörsaal für die Lehrveranstaltung auszusu-
chen; es ist sehr wohl mit dem Grundgesetz vereinbar, wenn der
Zeitpunkt und Raum seiner Veranstaltungen dem Hochschullehrer
von den zuständigen Organen, etwa dem Fachbereichsrat, zugewie-
sen werden.

Interessanterweise spricht das Hochschulrahmengesetz bezüglich
der Freiheit der Lehre und der Freiheit des Studiums in zwei verschiedenen Zusammenhängen von Rechten: der Lehrende habe das
Recht auf Äußerung von wissenschaftlichen Lehrmeinungen, der Lernende das Recht auf eigene Wahl des Studienschwerpunktes. Während Grundrechte primär Abwehrrechte sind, ist hier von Anspruchs-
rechten die Rede. Das Recht des Studenten auf die eigene Wahl
des Studienschwerpunktes impliziert den Anspruch, daß Schwerpunkte angeboten werden; zwar muß der Student zwischen den angebotenen Schwerpunkten wählen, aber er könnte rechtens dagegen prote-
stieren, wenn nur ein oder gar kein Schwerpunkt vorgesehen ist.
Etwas schwieriger ist das Recht des Hochschullehrers auf Äußerung von wissenschaftlichen Lehrmeinungen zu interpretieren. Da
das Hochschulrahmengesetz dem Lehrenden die eigenverantwortliche
Gestaltung der Lehre zuspricht, kann damit wohl nicht das Recht
auf ungestörtes Lesen gemeint sein — so selbstverständlich dieses sein mag und so sehr die Freiheit der Lehre insofern *auch*
ein Anspruchs- oder Forderungsrecht ist, als ein Hochschullehrer
z.B. fordern kann, daß sich der Staat und näherhin die Hochschule gegenüber seine Lehrfreiheit behindernden Studenten hoheit-
lich betätigt. Vielmehr wird man in diesem Recht ganz allgemein
den Anspruch auf adäquate Bedingungen zur Äußerung der Lehrmeinungen sehen müssen: der Hochschullehrer hat das Recht auf einen
Hörsaal, in welchem er gut zu hören ist; er hat das Recht auf
eine Ausstattung, die ihm eine adäquate Vorstellung seiner Lehrmeinung ermöglicht; er hat wohl auch das Recht, in einer wissenschaftlichen Diskussion mit Seminarteilnehmern zu erklären, dies
sei eben seine Lehrmeinung und damit sei die Diskussion zu Ende.

Hiermit komme ich abschließend zur Frage, welche Handlungsweisen
des Lehrenden die Lernfreiheit und welche Handlung des Lernenden
die Freiheit der Lehre einschränken. Die Grundrechte sind ja primär Abwehrrechte gegen den Staat: es ist zunächst der Staat, der
daran erinnert wird, daß Wissenschaft und ihre Lehre frei sind
und der Student ein Recht der freien Ausbildungswahl hat. In der
letzten Zeit ist es aber diesbezüglich weniger zu Konflikten zwischen Lehrenden und Lernenden auf der einen und dem Staat auf der
anderen Seite, sondern zwischen Professoren und Studenten gekommen. Ich will diese Frage kurz an Hand der zwei Parallelsätze in
Paragraph 3, Abs. 3 u. 4 des Hochschulrahmengesetzes skizzieren,
in denen ebenso dem Lehrenden wie dem Lernenden die Freiheit zu-
gesprochen wird, ihre wissenschaftliche Meinung zu äußern. Nicht
nur irgendwo in der Gesellschaft, sondern *als* Lehrende und Lernende an der Universität, ja in der Lehr-Lern-Situation selbst
haben ebenso Hochschullehrer wie Student das Recht, ihre wissenschaftliche Meinung zu äußern. Kein Hochschullehrer darf einen

Studenten, kein Student einen Hochschullehrer zwingen oder auch
nur unter Druck setzen, eine bestimmte Meinung zu vertreten oder
eine bestimmte Meinungsäußerung zu unterdrücken. Allerdings ver-
wirklicht sich diese Meinungsäußerung in einem institutionellen
Rahmen. So beschränkt sich die Freiheit der Meinungsäußerung im
Lehr-Lern-Verhältnis auf *wissenschaftliche* Meinungen. Natürlich
haben ebenso der Hochschullehrer wie der Student auch das Recht,
nicht- oder gar unwissenschaftliche Meinungen zu vertreten; aber
dieses Recht ist ihnen nicht im Lehr-Lern-Verhältnis garantiert.
Ob Hechte besser schmecken als Karpfen, ob man Franz Josef Strauß
wählen soll, ob der Radikalenerlaß rechtens ist oder nicht, ob
die verfaßte Studentenschaft abgeschafft oder eingeführt werden
soll — über all dies darf man selbstverständlich Meinungen haben und äußern; aber wenn sie erstens nicht wissenschaftliche
Meinungen sind und zweitens nicht in einem klaren Zusammenhang
mit dem Thema der Lehrveranstaltung stehen, ist die Freiheit
solcher Meinungsäußerungen im Lehrbetrieb nicht garantiert. Wenn
ein Hochschullehrer seine Lehrveranstaltung dazu mißbraucht, politische Propaganda zu treiben oder ein Waschmittel anzupreisen,
kann sich ein Student darüber nicht bloß beklagen, sondern wird
man ihm wohl auch das Recht zugestehen müssen, seinen Lehrer aus-
zupfeifen; diesem Recht dürften nur insofern Grenzen gesetzt
sein, als dem Hochschullehrer im Hörsaal, in welchem er lehrt,
das Hausrecht übertragen worden sein kann. *Als* Hochschullehrer
hat er nur das Recht auf ungehinderte und ungestörte Wissen-
schaftsvermittlung und Äußerung von wissenschaftlichen Lehrmeinungen. Dieses Recht hat er allerdings so eindeutig, daß Störun-
gen von Lehrveranstaltungen praktisch nie bloß den Tatbestand
des Hausfriedensbruches, sondern fast immer auch der Nötigung
erfüllen: man schränkt den Hochschullehrer in einem ihm durch
die Verfassung garantierten Grundrecht ein, will ihn zwingen,
entweder gar nicht oder aber etwas anderes zu lehren, als er vor-
hat. Ob dieser Zwang von einem oder vielen Studenten ausgeht,
ist rechtlich ohne jedes Gewicht. In solchen Situationen weisen
verzweifelte Hochschullehrer gelegentlich darauf hin, sie würden
doch nur ihre Pflicht erfüllen; da dies fast nach einer Entschul-
digung klingt, erscheint es besser, kaltblütig auf ein nacktes
Recht hinzuweisen, dem seitens des Studenten keinerlei wie immer geartetes Recht gegenübersteht. Solange der Hochschullehrer
in seiner Lehrveranstaltung "Wissenschaft betreibt", hat niemand, weder der Staat, noch der Student, noch sonst wer immer,
das Recht einzugreifen. Da die Freiheit der Lehre überdies die
inhaltliche und methodische Gestaltung der Vorlesung oder des
Seminars umfaßt, steht es auch allein dem Hochschullehrer zu,
zu entscheiden, ob und wann er welchen Studenten zu Worte kommen läßt. Die von der Freiheit des Studiums umfaßte Freiheit
des Studenten, seine wissenschaftliche Meinung zu äußern, kommt
in der Lehrveranstaltung erst und nur dann zum Tragen, wenn er
das Wort hat; dann kommt sie jedoch auch voll zum Tragen. Der
Student hat dann nicht anders und nicht weniger als der Hochschullehrer das Recht, seine wissenschaftliche Meinung zu äußern;
der Professor kann ihm das Wort nicht deshalb entziehen, weil er
eine andere wissenschaftliche Meinung vertritt als er. Zu dieser
Freiheit der Äußerung einer wissenschaftlichen Meinung gehört
selbstredend auch die Kritik der wissenschaftlichen Meinung des
Professors. Dagegen hat der Student nicht das Recht, sich in
der Lehrveranstaltung unaufgefordert über die inhaltliche oder

methodische Gestaltung dieser Lehrveranstaltung zu äußern; denn
es ist schwer zu sehen, wie eine diesbezügliche Äußerung je eine
wissenschaftliche sein könnte. Daß der Hochschullehrer gut daran tut, in einem gewissen Umfang eine Lehrveranstaltungskritik
zuzulassen, steht auf einem anderen Blatt; ein Recht zu einer
solchen Kritik hat der Student in der Lehrveranstaltung nicht.

Hier wird allerdings auch vollends deutlich, daß die Freiheit
des Lehrens und die Freiheit des Lernens nicht hinreichend verständlich werden, wenn man sich nur auf ihre rechtlichen Aspekte
beschränkt. Verfassungen und Gesetze sind Regelungen zur Vermeidung und friedlichen Abwicklung von Konflikten; insbesondere
dort, wo sie Freiheitsräume abstecken, können sie nicht mehr tun,
als einen äußersten Rahmen zu setzen. Innerhalb dieses Rahmens
kommen dann wesentlichere, aber rechtlich nicht mehr regelbare
Verhaltensweisen ins Spiel: pädagogisches Geschick, Bemühen um
gegenseitiges Verstehen, Rücksichtnahme, Herzenshöflichkeit,
Eigenschaften, die beispielsweise unser Geburtstagskind in besonderer Weise ausgezeichnet haben.

Wenn ich mich hier auf einige *rechtliche* Aspekte der Freiheit
der Lehre und des Lernens beschränkt habe, so einfach aus Zeitgründen. Es ist im Grunde ein trauriges Zeichen für unsere Hochschulen, daß von diesen rechtlichen Aspekten neuerdings soviel
die Rede ist — offenbar die Rede sein muß.

I. Klinischer Unterricht in der Chirurgie

Die Formalisierung des ärztlichen Entscheidungsprozesses durch schriftliche Fallsimulationen

H.E. Renschler

Ich möchte Ihnen über die klinischen Fallsimulationen berichten.
Wir sehen in ihrem Einsatz eine Möglichkeit zur Erweiterung der
klinischen Unterrichtsmethoden. Gerade unter den gegenwärtigen
Bedingungen erlaubt dieses Verfahren, eine große Zahl von Studenten im Hörsaal näher an die ärztliche Praxis heranzuführen.
Als Vorbereitung auf die Betreuung von Patienten werden die dabei erforderlichen Entscheidungen bei der Erstellung und Benut-
zung der Fallsimulation bewußt gemacht.

Soweit dies in den wenigen Minuten möglich ist, möchte ich Ihnen
einen Einblick in die Grundlagen der Fallsimulationen als Abbild
des ärztlichen Entscheidungsprozesses geben, das Verfahren veran-
schaulichen und die Verwendungsmöglichkeiten besonders in der
klinischen Ausbildung anhand eines Modelles des Lernprozesses
aufzeigen.

Der ärztliche Entscheidungsprozeß

Jede ärztliche Tätigkeit setzt eine geistige Entscheidung voraus.
Dies gilt auch für die Fächer, die durch manuell ausgeführte
Handlungen gekennzeichnet sind. Die Diagnostik stand bisher im
Mittelpunkt der Überlegungen über den ärztlichen Entscheidungs-
prozessen. Zu einer Zeit, als die Möglichkeiten der Behandlung
begrenzt waren, schien sich auch der ärztliche Denkprozeß im
Stellen einer Diagnose zu erschöpfen. Der Arzt KURT EMMERICH
konnte noch 1956 als PETER BAMM schreiben, daß die Diagnose der
"feinste geistige Genuß sei, welchen die medizinische Wissenschaft dem Arzt zu bieten hat" [1].

Die Diagnostik selbst wurde lange Zeit überwiegend als komplexe
geistige Leistung mit einer intuitiven Grundlage betrachtet, in
die nur gering Einsicht genommen werden könne. FRITZ HARTMANN
stellte fest, daß die Erfahrungen mit dem Computer wesentlich
dazu beigetragen hätten, die Aufmerksamkeit wieder auf die ärztlichen Erkenntnis- und Entscheidungsprozesse zurückzulenken [10].
Als Folge dieses "Erschreckens" setzte in den letzten 10 Jahren
auch in Deutschland ein ernsthaftes Nachdenken über die meist
unreflektierte ärztliche Logik ein, das in entsprechenden Publi-
kationen seinen Niederschlag fand [7, 8, 9, 10, 18]. Diese Autoren setzen teilweise die Überlegungen von RICHARD KOCH fort,
dessen Auffassung der Diagnose als "Ausdruck der Erkenntnis,
die den Arzt zu seinem Handeln und Verhalten veranlaßt" trotz
theoretischer Bedenken auch heute noch Bedeutung hat [11]. Den
wichtigsten Beitrag zur Medizintheorie unserer Tage hat nach
WIELAND A.R.FEINSTEIN in seinem 1967 erschienen Buch "Clinical
Judgement" geliefert [4].

Es erscheint heute sinnvoll die Betrachtung des ärztlichen Entscheidungsprozesses auch auf die Bestimmung des Zieles der Behandlung und auf die Therapie auszudehnen. Diese lassen sich weder methodisch noch zeitlich voneinander trennen. Während früher die Regel galt, daß "die Götter vor die Therapie den Schweiß der Diagnose gesetzt haben", wissen wir heute, daß wir oft, etwa bei Notfällen, ohne vorherige Behandlung keine klassische Diagnose mehr stellen können, wir also eine Behandlung vor der Diagnostik durchführen müssen [9]. In anderen Fällen führt die ärztliche Entscheidung zunächst weder zu einer Diagnose, noch zu einer Behandlung. Es kann eine sinnvolle und richtige Entscheidung sein, den Patienten für beides an eine kompetentere Stelle zu überweisen. Die Diagnose wird weniger als "substantieller Krankheitsbegriff", wie ihn WIELAND bezeichnet, verstanden, sondern vielmehr als Schlüsselreiz für jede Art des ärztlichen Handelns [10].

Mit zunehmender Möglichkeit der Informationsverarbeitung wird sich die Beurteilung des Patienten nach anderen Gesichtspunkten als denen der klassischen Diagnose orientieren. An Stelle der substantiell gestellten Diagnose, der im Idealfall eine ätiologisch orientierte Krankheitseinheit entspricht, wird eine Anzahl von Kriterien treten, die teilweise auf ganz anderer Ebene als die Diagnose liegen können. Dazu zählen etwa die sozialen Bedingungen oder die früheren Erfahrungen des Patienten mit den möglichen Behandlungsverfahren. Bei genauerer Betrachtung zeigt sich, daß unsere Vorstellung von der Diagnose als pathologisch-anatomisch gesicherte Einheit in der Wirklichkeit nicht ausschließlich vorkommt, dieser Idealzustand oft nicht erreicht wird. Mit zunehmender Möglichkeit krankhafte Funktionszustände operativ oder pharmakologisch zu beeinflussen, wird es leichter werden, von einer pathologisch-anatomisch fixierten Diagnose als Organisationsprinzip des ärztlichen Denkens abzugehen. Diese hat ohnehin nicht den Rang einer wertfreien naturwissenschaftlichen Erkenntnis, sondern wird überwiegend unter Bezug auf eine Behandlungsmöglichkeit erstellt.

Die ärztliche Betreuung endet nicht mit der letzten therapeutischen Maßnahme. Der Entscheidungsprozeß muß sich demnach auch auf die danach folgende Überprüfung des Behandlungserfolges und evtl. eine ärztlich geleitete Rehabilitation erstrecken. Soweit sich die Medizin mit dem gesamten Menschen befaßt, bleiben alle Abschnitte ärztlichen Handelns miteinander verbunden und lassen sich nicht ohne Verlust voneinander trennen. Das Festlegen der diagnostischen Erkenntnisstufen muß unter Kenntnis der gesamten Behandlungsmöglichkeiten und diese im Hinblick auf ein individuell festgelegtes Behandlungsziel erfolgen. Ein brauchbares Modell der ärztlichen Entscheidungen muß daher diesen gesamten Rahmen umfassen.

Problemorientierung der ärztlichen Entscheidungen

Außer der am Ende der Entscheidungsprozesse als deren Ergebnis liegenden Diagnose werden andere Leitideen als Organisationsprinzip der Gewinnung und Auswertung der Informationen und der Dokumentation der Entscheidungsprozesse verwendet. Das Ergebnis

der ersten Auswertung der Anamnese und der ersten Befunderhebung
wird heute als "Problem" bezeichnet und frei formuliert. Als
"Problem" wird eine einzelne, konkret formulierte ärztliche Aufgabe bezeichnet, soweit sie sich nicht durch eine erkennbare gemeinsame Ursache einem anderen Problem zuordnen läßt. Nach der
allgemeinen Definition eines "Problems" ist darunter eine Aufgabe zu verstehen, für die keine fertig abrufbare Lösung zur Verfügung steht.

Aus den Beschwerden des Patienten oder aus außerhalb der Norm
liegenden Befunden, die dadurch noch nicht die Bedeutung einer
Krankheitsbezeichnung erlangen, können "Probleme" destilliert
werden. Aber auch vom Arzt erkannte Konfliktsituationen des Patienten können von ihm als "Problem" beurteilt und definiert
werden. Trotz dieser zunächst voraussetzungslosen Formulierung
·des "Problems" besteht die Forderung, jedes "Problem" auf die
höchstmögliche Erkenntnisstufe, also einen kausal erklärten
Krankheitsbegriff anzuheben.

Da ein Problem zunächst ohne Zwang durch einen wie auch immer
definierten Diagnosebegriff frei formuliert werden kann, ist es
möglich, für die ärztlichen Entscheidungen Aufgaben zu stellen,
die das bisherige, überwiegend organpathologisch oder pathophysiologisch orientierte Begriffssystem der Ärzte nicht zu formulieren erlaubt.

Eine rationale Analyse des ärztlichen Entscheidungsprozesses ist
Voraussetzung sowohl für seine Optimierung als auch für die Lehre. Darüber hinaus bildet sie die Grundlage für eine Kontrolle
des ärztlichen Handelns, sei es durch den Handelnden selbst oder
durch andere Ärzte.

Gliederung des Entscheidungsprozesses

Um die mit der Formalisierung der ärztlichen Entscheidungsprozesse beabsichtigten Ziele zu erreichen, ist eine Gliederung notwendig. Sie kann sich zunächst an die Einteilung halten, wie sie
sich auch bisher in der Praxis bewährt hat:

Erheben der Anamnese,
Durchführung der körperlichen Untersuchung,
Ergänzung der Befunde durch Laboruntersuchungen,
Erstellen der Diagnose,
Aufstellen des Therapieplanes.

Für eine eingehende Analyse des Vorgehens, aber auch zur Verbesserung der Ausbildung ist es notwendig, eine noch weitere Differenzierung des Entscheidungsprozesses vorzunehmen. Der erste
Teil der Diagnostik kann zum Beispiel unterteilt werden in:

Anfordern eines bestimmten Befundes
Erheben des Befundes
Beurteilen des Befundes
Einbringen des Befundes in den Entscheidungsprozeß.

Auch ohne wissenschaftliche Beweisführung ist die Berechtigung
dieser Aufteilung aus der täglichen Erfahrung der Klinik ein-
sichtig. Diesen getrennten Vorgängen lassen sich auch unterschiedliche Fertigkeiten, die sich von der Reproduktion von aus-
wendig gelerntem Wissen deutlich unterscheiden, zuordnen. Der
Besitz von Wissen, auch über Regeln, stellt zwar eine Voraussetzung, aber nicht die Garantie für die Fertigkeit dar, diese im
konkreten Einzelfall richtig anzuwenden.

Im Gegensatz zum ausschließlich systematischen Vorgehen bei der
Untersuchung, zu dem wir die Studenten anhalten, ist in der Praxis ein gezieltes Vorgehen üblich und erforderlich. Voraussetzung
hierfür ist eine frühe Bildung von Hypothesen. Die Notwendigkeit
und die Vorteile eines solchen Vorgehens wird von klinischen
Wissenschaftlern gern bestritten, da sie an ein systematisches
Arbeiten gewöhnt sind [2]. Eine Beobachtung der Praxis zeigt,
daß große Kliniker selbst gezielt vorgehen und schon beim ersten
Eindruck eines Patienten eine Arbeitshypothese bilden.

Als Beispiel erwähne ich hier eine Anektode, die diese Arbeitsweise gut demonstriert. Anläßlich des 75. Geburtstages von FRANZ
VOLHARD wurde von seinen Schülern unter anderen die folgende Geschichte aus einer seiner Vorlesungen berichtet:

Chef stellt eine Mitralstenose vor.
"Wenn man eine solche Frau im Wartezimmer sieht, sagt man sich
gleich 'Aha!'
Wenn man ihr dann den Puls fühlt, sagt man sich wieder 'Aha!'
und was meinst Du dazu!"
Der Praktikant blinzelt den Chef an und meint verbindlich
"Aha!"

Es wird nicht berichtet, was der Student tatsächlich gedacht hat,
ob er also ein echtes "Aha-Erlebnis" gehabt hat und eine Arbeitshypothese gebildet hat.

Anfängern fällt auch nach der Auflistung einer noch größeren Zahl
von Krankheitsmanifestationen keine Verdachtsdiagnose und keine
Differentialdiagnose ein. Die Schilderung der Situation VOLHARDs
im Hörsaal läßt einige Grundprinzipien des Problemlösens erkennen, die besonders hervorgehoben werden.
Dazu gehört:

1. das Erfassen, daß überhaupt ein Problem vorliegt, das schon
   aus der ersten Information destilliert werden kann,
2. dieses Problem erkennen und benennen und
3. eine Suchstrategie zur Überprüfung der Hypothese an Hand
   weiterer Informationen entwerfen.

Für die Ausbildung ist es wichtig, diesen Vorgang bewußt zu machen. Auch hierzu eine lautstarke Empfehlung VOLHARDs an den rat-
losen Studenten: "Glaubst Du, Du könntest durch innere Versenkung
die Diagnose finden? Wozu haste denn Dein Schlauchsystem mitgebracht?" In modischer Terminologie heißt dieses heute "Data
Gathering, Category II". Der gesamte ärztliche Entscheidungsprozeß bei der Betreuung eines Patienten von der ersten Befragung
bis zur endgültigen Entlassung aus der ärztlichen Betreuung läßt

Tabelle 1. Phasen des ärztlichen Problemlösens

---

 1. Erkennen, daß ein Problem vorhanden ist
 2. Aufnehmen, sammeln, sichten und beurteilen der ersten Informationen
 3. Formulieren des Problemes
 4. Bilden von erklärenden Hypothesen
 5. Entwerfen von Suchstrategien
 6. Gezieltes Sammeln von weiteren Informationen
 7. Beurteilen der Informationen
 8. Überprüfen der ersten Hypothese
 9. Überprüfen alternativer Hypothesen
10. Wiederholen des gesamten Entscheidungsprozesses bei nicht widerspruchs-
    freier Interpretation aller Daten, anderenfalls Fortschreiten zur Be-
    handlung
11. Stellen von Diagnosen als Handlungsanweisung
12. Formulieren des individuellen Behandlungszieles
13. Anordnen, Durchführen und Überwachen der Behandlung
14. Überprüfen der Wirkung der Behandlung im Hinblick auf das Erreichen
    des Behandlungszieles
15. Überprüfen der Diagnosen anhand des Behandlungsergebnisses
16. Revision des gesamten Prozesses
17. Beendigung der Betreuung oder
    Wiederholung des revidierten Entscheidungsprozesses

---

sich in zahlreiche aufeinanderfolgende Phasen aufgliedern
(Tabelle 1).

Dieser zielgerichtete Prozeß ist ständigen Selbstkontrollen durch
den ausführenden Arzt unterworfen, der fähig sein muß, nicht zum
Ziel führende Hypothesen zu verwerfen und durch neue zu ersetzen.
Dabei müssen alle Interpretationen und Entscheidungen in Frage
gestellt werden und die entsprechenden Phasen wiederholt werden.

Klinische Fallsimulationen

Die in Nordamerika in den vergangenen 15 Jahren an vielen Stellen entwickelten Fallsimulationen geben die erwähnte Struktur
des ärztlichen Entscheidungsprozesses in praxisnaher Form wieder.
Sie bestehen aus verbalen Beschreibungen von Patienten, ihren
Krankheitszuständen und möglichen ärztlichen Handlungen. Außerdem werden die relevanten Aspekte der sozialen Umwelt dargestellt.
Einfache Modelle sind statisch, das heißt, der Zustand des Patienten, wie er dem Studenten dargestellt wird, bleibt während
der gesamten Interaktion unverändert bestehen.

Die Darstellung dynamischer Modelle ist aufwendig. Dabei ändert
sich der Zustand des Patienten im zeitlichen Ablauf der Simulation entweder durch den Fortschritt der Krankheit oder durch die
vom Studenten durchgeführten diagnostischen oder therapeutischen
Maßnahmen.

Einfach statische Simulationen können in gedruckter Form ausge-
geben und nach der Bearbeitung durch die Studenten maschinell
ausgewertet werden. Sie haben folgenden Aufbau:

Zunächst wird die Ausgangslage dargestellt, wobei die Rolle des
Benutzers definiert wird und die ersten Informationen über den
Patienten gegeben werden. Die weitere Darbietung erfolgt in solcher Form, daß die vorgesehenen Anforderungen weiterer Informationen über den Patienten in Klarschrift wiedergegeben sind, die
Ergebnisse der Befragungen oder der Untersuchungen aber in latenter Schrift gedruckt sind.

Durch mechanische oder chemische Verfahren wird das Ergebnis der
Anforderung sichtbar gemacht, das somit keinen Einfluß auf die
zu seiner Ermittlung führende Entscheidung hat. Die Aufdeckung
der latenten Schrift hinterläßt eine eindeutige Spur, die später
ausgewertet werden kann. Um das Verfahren sinnvoll zu machen,
müssen außer den erforderlichen und richtigen auch irrelevante
oder falsche, sogar schädliche Verfahren zur Wahl angeboten werden.

Um eine Bewertung der Leistung vornehmen zu können, muß ein ein-
heitliches Urteil von Fachexperten über den Wert aller möglichen
Entscheidungen bei der Entwicklung der Fälle hergestellt werden.
Dieses Urteil muß auf entscheidungstheoretischer Grundlage abge-
sichert werden. Wie jeder wissenschaftlichen Tätigkeit muß auch
der des Arztes eine Theorie zugrunde gelegt werden.

Eine einfache Simulation weist die Möglichkeit verschiedener Ar-
ten der Anamnese- oder Befunderhebung auf, ehe durch eine entsprechende Behandlung die Aufgabe gelöst wird. Wie in der Wirklichkeit kann es durch falsches Verhalten zu Komplikationen mit
ungünstigem Ausgang und vorzeitigem Ende kommen.

Zur Illustration soll der Ablaufplan einer Fallsimulation aus
dem Gebiet Neurochirurgie dienen, die von K. UEMURA, Chiba, Japan, während eines Studienaufenthaltes an der Universität von
Illinois entwickelt wurde (Abb. 1). Darin wird die Betreuung
eines Patienten mit einer Subarachnoidalblutung unter den Bedingungen eines kleinen Krankenhauses dargestellt. Der Student soll
die Anwendung seiner Grundkenntnisse über zerebrovaskuläre Erkrankungen demonstrieren. Er soll sich in der Erstversorgung
eines bewußtlosen Patienten üben, der mit den Zeichen eines er-
höhten intrakraniellen Druckes eingeliefert wird. Da die endgültige Versorgung seine Kompetenz und die Kapazität des Krankenhauses, an dem er arbeitet, übersteigt, ist er auf die Konsultation durch einen Neurochirurgen angewiesen. Dieser ist jedoch
nicht sofort verfügbar. Bis zum Eintreffen und zur Entscheidung
des Konsiliars über die Verlegung des Patienten in eine neurochirurgische Abteilung muß eine Grundversorgung (Infusion) unter
Vermeidung von Komplikationen (Hirnödem) durchgeführt werden.
Bei rechtzeitigem Erkennen der Komplikationen und der Durchführung richtiger Maßnahmen lassen sich ungünstige Auswirkungen be-
heben. Da es sich um eine lebensbedrohende Erkrankung handelt,
bestehen zahlreiche Möglichkeiten eines fatalen Ausganges, nur
eine Lösung, die allerdings auf verschiedenen Wegen erreicht
werden kann, führt zur Genesung des Patienten.

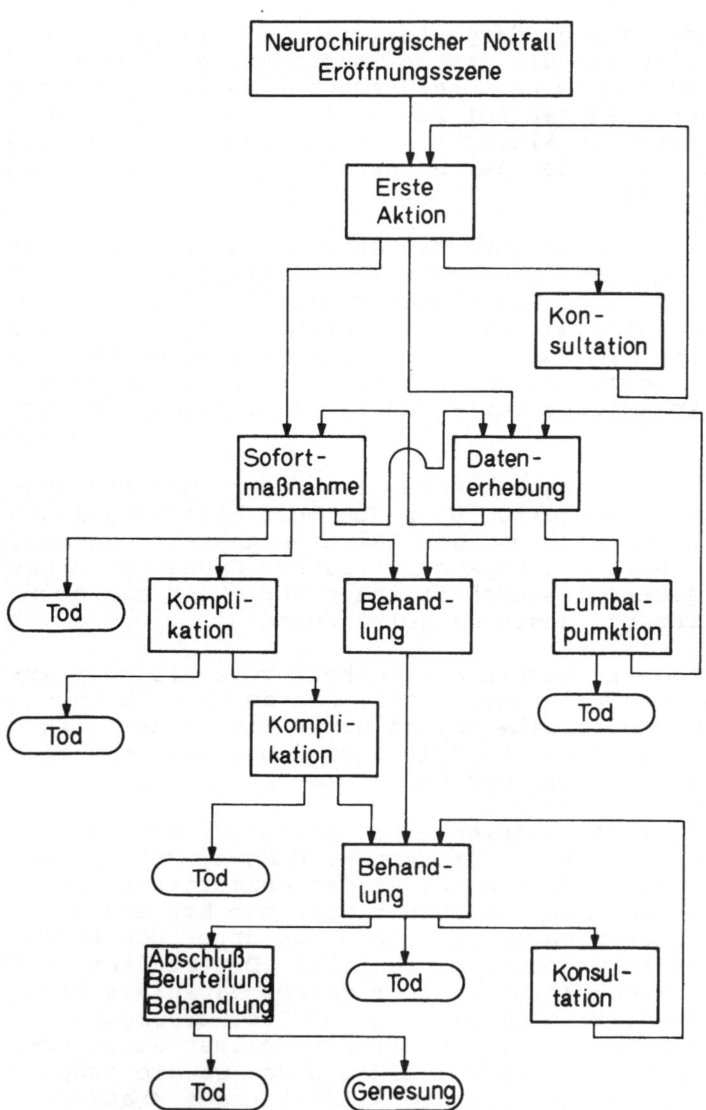

Abb. 1. Ablaufplan einer klinischen Fallsimulation aus
dem Gebiet der Neurochirurgie (nach K. UEMURA)

Modell des Lernens

Ich möchte nun einige Sätze zur Ausbildungsmethode sagen, um
daraus die Einsatzmöglichkeiten der Fallsimulationen ableiten zu
können. Als Ärzte wissen wir, daß man eine Vorstellung, ein Modell, eine Theorie von dem Krankheitsprozeß haben muß, den man
beeinflussen will. Nur so läßt sich eine Behandlungsmethode entwickeln, mit der ein bestimmtes therapeutisches Ziel, etwa eine
Blutdrucksenkung erreicht werden soll.

Die Erziehungswissenschaft ist noch nicht in der Lage, eine allgemein gültige Theorie des Lernens und Lehrens aufzustellen, obwohl zahlreiche Einzelbefunde erhoben und als richtig anerkannt worden sind. Eine solche Situation ist uns Ärzten nicht fremd. Auch ohne eine allgemein gültige Theorie der Krankheiten, etwa des Hochdrucks, führen wir Behandlungen mit Mitteln durch, die im einzelnen rational, wissenschaftlich entwickelt wurden. Alle Blutdruckwirkungen lassen sich z.B. durch eine Beeinflussung der zwei Dimensionen Herzzeitvolumen und Gesamtwiderstand der Gefäße erklären.

Als Ausgangspunkt didaktischer Überlegungen möchte ich Ihnen ein ähnlich vereinfachtes zweidimensionales Lernmodell vorstellen (Abb. 2). Es enthält die Dimensionen abstrakt-konkret, beurteilt am Lerninhalt und passiv-aktiv, beurteilt nach dem Lernerverhalten [12]. Dieses Modell des Erfahrungslernens baut auf der Entwicklungspsychologie von PIAGET auf [16]. Es kann für alle Altersstufen vom Lernen des Kleinkindes, an dem es ursprünglich

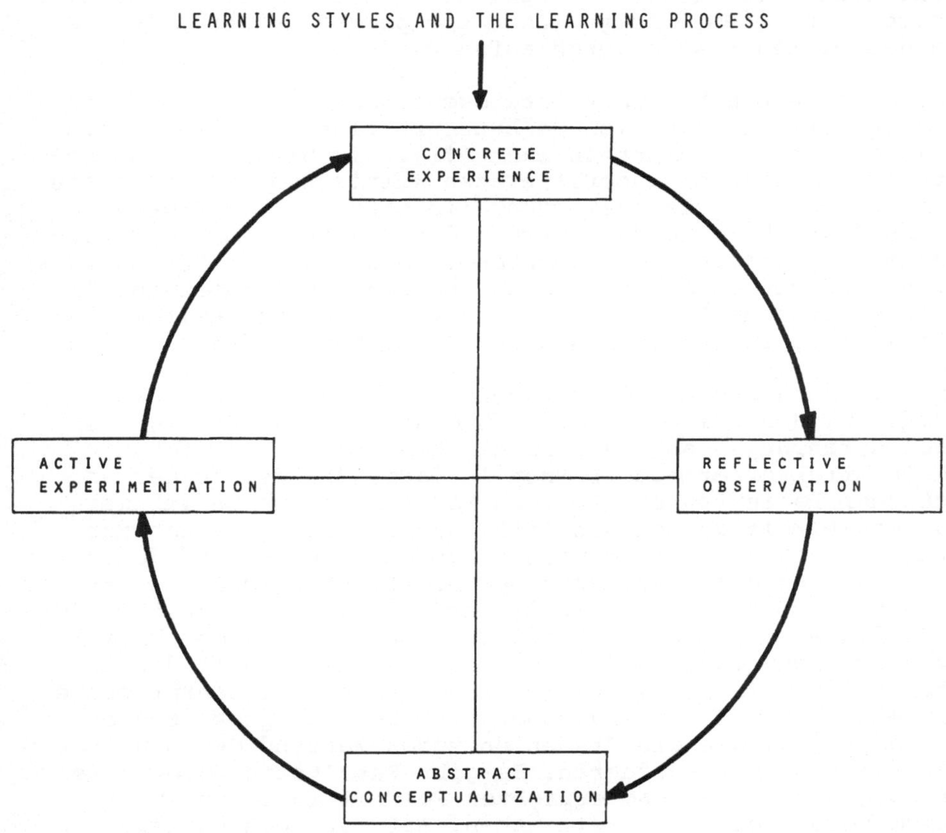

Abb. 2. Modell des Erfahrungslernen in der Fassung von KOLB

entwickelt wurde, bis zum Erwachsenenlernen verwendet werden.
Sehr viele der bisher bekannten Klassifikationen, Regeln und
Forschungsergebnisse der Unterrichtswissenschaft sind mit diesem
Modell in Übereinstimmung zu bringen. Auch die Unterrichtsformen, die bei der ärztlichen Ausbildung eingesetzt werden, lassen sich nach diesen beiden Dimensionen aktiv handelnd — passiv
perzipierend und konkrete Erfahrung — Bilden von abstrakten Vorstellungen einteilen [17]. Dann steht die theoretische Vorlesung mit rezeptivem Verhalten der Hörer diagonal gegenüber der
zur Routine gewordenen ärztlichen Berufstätigkeit in der Ausbildung zum Facharzt.

Bei diesem Modell hat das Lernen als Kreisprozeß keinen logischen
Anfang und kein logisches Ende. Es läßt sich in Form einer Spira-
le von der Geburt an beliebig lange fortsetzen. Das Modell geht
von einer konkreten Erfahrung aus, die entweder eigenem Tun ent-
stammt oder die durch Informationsaufnahme erworben wird. Durch
reflektierendes Beobachten werden induktiv Vorstellungen abstra-
hiert, Regeln gebildet. In der nächsten Phase werden deduktiv
diese Regeln versuchsweise in neuen Situationen angewendet. Dadurch entstehen neue konkrete Erfahrungen, ein neuer Zyklus wird
eingeleitet. In einem erfolgreichen Lernprozeß sollen alle vier
hier dargestellten Phasen durchlaufen werden.

KOLB hat einen einfachen Test entwickelt, aus dem sich auf der
Grundlage einer individuellen Selbstbeurteilung der bevorzugte
persönliche Lernstil ermitteln läßt [12]. Wir haben bei 100 repräsentativen Studenten unseres ersten klinischen Semesters diesen Test eingesetzt. Die Auswertung lieferte uns ein Ergebnis,
das bei Berücksichtigung der Auswahl der Studenten und der vor-
herrschenden Unterrichtsform verständlich wird. Fast 90% unserer
Studenten sind den beiden abstrakten Lernphasen zuzuordnen. Der
allgemein empfundene Praxismangel unserer Ausbildungssituation
spiegelt sich so im Lernstil unserer Studenten wieder.

Von der Forderung ausgehend, daß beim Lernen alle vier Phasen
durchlaufen werden sollen, läßt sich eine Lücke im Bereich der
konkreten Erfahrungen ablesen. Da der konkrete Inhalt fehlt,
kommt kein strukturierendes Lernen in Gang. Bei dem Mangel an
ausreichenden Patienten und Lehrern könnten die in beliebiger
Zahl zu vervielfältigenden schriftlichen Fallsimulationen zur
Ergänzung der Lehrveranstaltungen eingesetzt werden und damit
eine Verbesserung der Ausbildung herbeigeführt werden. Es ist
überraschend, daß diese Technik in Nordamerika entwickelt wurde,
wo die Studenten eine unvergleichlich größere klinische Erfahrung schon während ihrer Grundausbildung sammeln. Dort dienen
die schriftlichen Fallsimulationen zum Anregen der Denkprozesse
beim Bewußtmachen und zum logischen Erklären der praktisch er-
lebten Handlungen, die die Studenten schon während des Studiums
verantwortlich selbst ausführen. Es gibt Fakultäten, die mehrere
Hundert ausgearbeiteter und erprobter Fallsimulationen in ver-
schiedenem Format einsatzbereit haben. Auf der Rechenanlage des
Massachusetts General Hospital in Boston sind 200 simulierte
Fälle an 7 Tagen der Woche für je 23 h abrufbar. Diese können
auch in Deutschland von jedem Telefonanschluß aus, zum Preis von
US-Dollar 20 pro h, einschließlich der Kosten für die Datenfern-
übertragung, bearbeitet werden. Bei der Bearbeitung jedes Falles

werden alle vorgenommenen Maßnahmen auf entscheidungstheoretischer Grundlage sofort beurteilt. Zum Thema Bauchschmerzen stehen zum Beispiel acht Fälle bereit, die eine von 33 möglichen
Erkrankungen haben können. In Glasgow werden 40 computerisierte
Fallsimulationen im Unterricht für Allgemeinmedizin verwendet
[15]. Das Institut für Allgemeinmedizin der Universität Utrecht
hat die erste Serie von fünf schriftlichen Fallsimulationen für
Hausärzte fertiggestellt [3].

Möglichkeiten des Einsatzes von Fallsimulationen

Es hat sich gezeigt, daß Fallsimulationen als Lernmittel für das
Eigenstudium, zur Vorbereitung der Arbeit in Kleingruppen oder
auch zur individuellen Anwendung nach Vorlesungen eingesetzt
werden können. Sie eignen sich für folgende Zwecke:

1. zur Motivation der Lernenden als Vorbereitung der Informationsaufnahme und zur Einleitung eines Themas
2. als Hilfsmittel zur Darstellung ärztlichen Handelns in der
   Phase der konkreten Erfahrung
3. im Anschluß an formale Unterrichtsformen (große Vorlesung,
   Lehrtext) als Arbeitsmittel zur Anwendung des Wissens
4. als Instrument für objektives Erfassen komplexer ärztlicher
   Fertigkeiten:
   4.1 zur Ermittlung des individuellen Lernbedarfes vor Beginn
       eines Lernprozesses
   4.2 als studienbegleitender diagnostischer Test
   4.3 zur Erfassung des Lernerfolges in der einen Lernabschnitt
       abschließenden qualifizierenden Prüfung
5. als Instrument zur Erfassung ärztlichen Verhaltens bei der
   Lösung definierter praktischer Aufgaben bei Berufsfelduntersuchungen
6. zur Meinungsbildung in einer Gruppe von Ärzten zum Festlegen
   des idealen Lösungsweges als Vorbereitung einer Qualitätskontrolle ärztlicher Tätigkeiten.

Für den Einsatz der Fallsimulationen im klinischen Unterricht
sei an das Modell des Erfahrungslernens erinnert. Die Phasen der
Informationsaufnahme und der Anwendung sollen möglichst rasch
und oft durchlaufen werden. Dies erleichtert die Strukturierung
des Wissens in einer solchen Form, daß es leicht für die Anwendung in neuen Situationen verfügbar ist. Außerdem hilft es, den
Widerspruch zwischen der allgemeingültigen Lehrbuchregel und dem
davon abweichenden Erscheinungsbild des Einzelfalls aufzulösen.

Je nach dem Zweck, der mit dem Einsatz von Fallsimulationen ver-
folgt wird, werden sie mit unterschiedlichem Schwierigkeitsgrad
gestaltet und mit unterschiedlichen Lösungshilfen versehen. Im
Anschluß an eine große Vorlesung etwa kann das dort systematisch
vermittelte Wissen in individueller Hausarbeit an gedruckten
Fallsimulationen von den Studenten zur Lösung diagnostischer und
therapeutischer Aufgaben angewendet werden. Es ist technisch möglich, auch die von einer großen Anzahl von Studenten eingeschla-
genen Lösungswege maschinell zu analysieren und das Ergebnis für
eine gezielte Besprechung des ausgegebenen Falles in der nächsten
Vorlesung zu verwenden.

Nach Abschluß des Lernens können Fallsimulationen zur Erfassung
der erworbenen oder der vorhandenen Fertigkeiten in der Entscheidungsfindung verwendet werden. Dies gilt sowohl für Prüfungen
als auch für Berufsfelduntersuchungen (Punkt 5) oder für die
Ermittlung des Lernbedarfes für ärztliche Fortbildungsveranstaltungen (Punkt 4.1). Hierbei ist es möglich, in standardisierter
Form die Variationsbreite ärztlicher Verhaltensweisen, etwa die
eingesetzten diagnostischen und therapeutischen Maßnahmen bei
einer großen Zahl von Ärzten zu erfassen. Von der letzten Ein-
satzart, der Verwendung von Fallsimulationen zur Herstellung
eines Konsens zwischen Fachexperten als Voraussetzung für eine
Qualitätskontrolle wird in Zukunft in vermehrtem Umfang Gebrauch
gemacht werden müssen.

Mit keiner anderen Methode läßt sich der Prozeß der ärztlichen
Entscheidungsfindung für den Lerner so darstellen, daß er sich
gleichzeitig darin üben kann, und daß seine Ausführung beurteilt
werden kann. Fallsimulationen, genannt Patient Management Problems, P.M.P., sind seit 1961 in Nordamerika eingeführt. Als wesentlicher Vorteil gegenüber dem heute weit verbreiteten frak-
tionierten Lernen und Abfragen von Wissen bieten die Fallsimulationen die Möglichkeit, daß die Anwendung des Wissens, also das
ärztliche Können in komplexen, konkreten und wirklichkeitsnahen
Situationen gelehrt, geübt und objektiv beurteilt werden kann.
Außerdem können persönliche Einstellungen und Werturteile mit
diesem Instrument erfaßt und bewußt gemacht werden.

Wir haben bisher aus dem Ausland übernommene klinische Fallsimulationen versuchsweise im Rahmen von Forschungsprojekten, in
Forschungsprojekten, in Forbildungsveranstaltungen sowie in meiner eigenen Lehrveranstaltung, einem Seminar "Introduction to
Clinical Medicine" eingesetzt. Sie wurden von Ärzten und Studenten positiv beurteilt. Eine ausführliche Darstellung der Ergebnisse wird in dem Projektbericht "Computerunterstützter Unterricht in der klinischen Ausbildung" gegeben.
Immer wieder taucht die Frage auf, warum nicht alle Studenten in
den Pflichtvorlesungen zu deren Ergänzung Fallsimulationen bekommen könnten.
Im Rahmen eines von der DFG finanzierten Forschungsvorhabens
haben wir uns in die Grundlagen der Erstellung und Anwendung von
Fallsimulationen eingearbeitet [6]. Dies wurde erleichtert durch
die inzwischen erschienene zusammenfassende Darstellung der Erfahrungen der Arbeitsgruppe von McGUIRE in Chicago [14]. Wir haben eine erste eigene Fallsimulation in schriftlicher Form mit
latenter Schrift entwickelt und erprobt. In der zum Einsatz ge-
kommenen Fassung ist eine Vielfalt von Lösungsmöglichkeiten gegeben (Abb. 3), so daß nur wenige der etwa 100 Studenten und
Ärzte, die die Fallsimulation bearbeitet haben, einen optimalen
Lösungsweg eingehalten haben. Trotzdem fand diese Fallsimulation
so großen Anklang, daß einer der Benutzer freiwillig die Überar-
beitung übernahm, mit der wir zur Zeit noch beschäftigt sind.

In der Simulation wird ein 17jähriges Mädchen aus dem sozialen
Umfeld eines niedergelassenen Arztes vorgestellt. In einem Besuch in einer gedrängten Sprechstunde bittet sie diesen um ein
Rezept für einen Ovulationshemmer. Der Arzt muß entscheiden, ob
und in welcher Form er Maßnahmen zur Verhütung einer Schwanger-

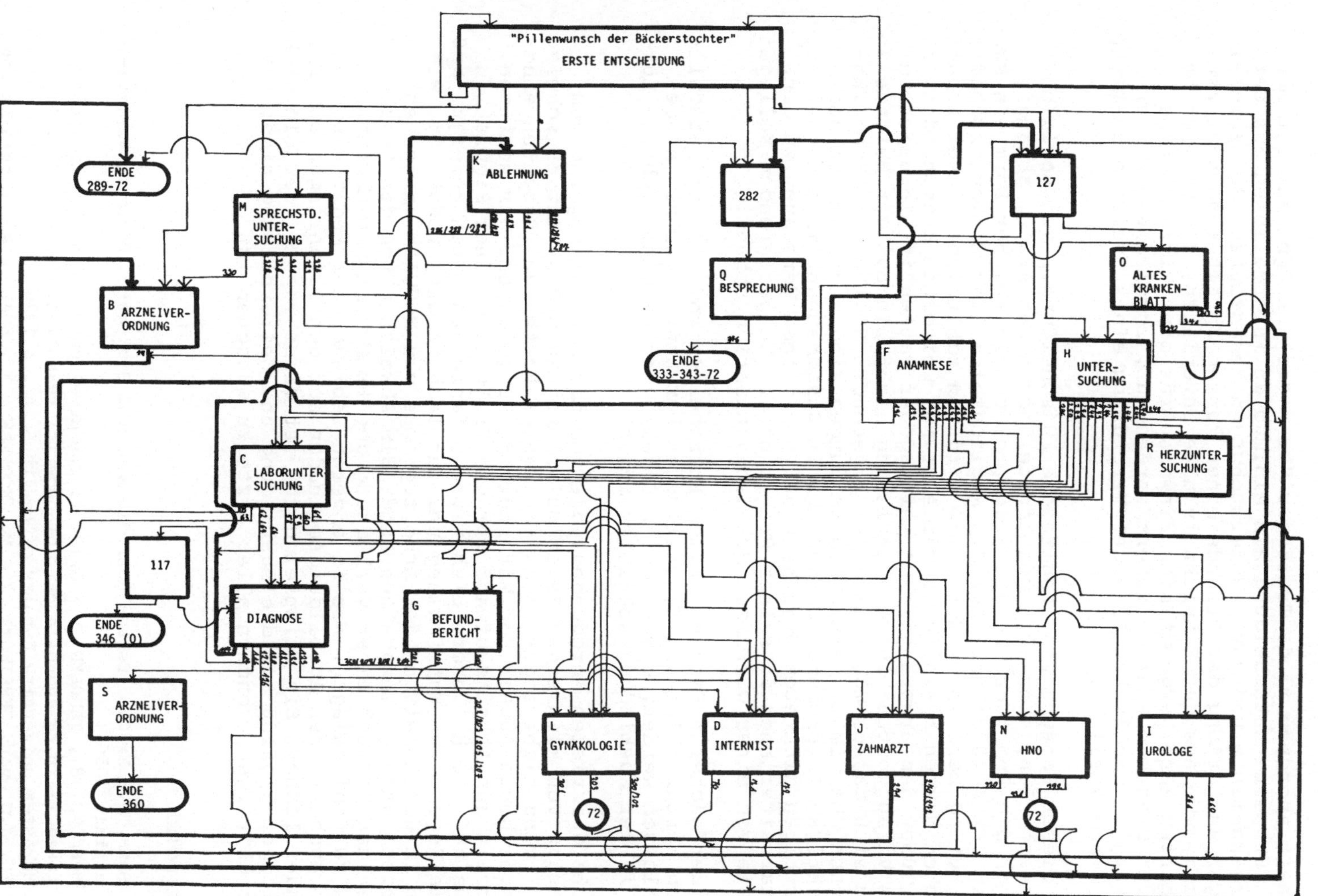

Abb. 3. Ablaufplan einer Fallsimulation

schaft anordnen wird. Trotz der Kürze der verfügbaren Zeit muß
er für seine Entscheidung ein Minimum an Informationen aus der
Vorgeschichte und durch Untersuchungen heranziehen. Bei sorgfältiger Auswertung der Befunde einer kurzen Sprechstundenuntersu-
chung, oder aus der Einsicht in alte Unterlagen, die er sich be-
schaffen kann, ergeben sich Hinweise für eine Mitralstenose,
deren Diagnose aber gesichert werden muß, zumal diese den ursprünglich möglichen Plan der Verordnung eines Ovulationshemmers
in Frage stellt.

In dieser Fassung sind zahlreiche Entscheidungen von sozialen
Werturteilen, aber auch von Einstellungen des Arztes abhängig.
Schon die Beantwortung der Frage, ob und in welcher Form ein Mädchen unter 18 Jahren über die Möglichkeiten der Schwangerschafts-
verhütung beraten werden soll, wird von zahlreichen gesellschaftlichen Normen beeinflußt. Der Arzt muß weiterhin entscheiden, ob
er, über den ursprünglichen Auftrag der Patientin hinausgehend,
die Verantwortung für die Abklärung nicht eindeutiger Befunde und
die sich daraus möglicherweise ergebenden Risiken und Komplikationen übernimmt. Seine Entscheidungen sind außerdem von der
richtigen Interpretation der nur im Zusammenhang miteinander ver-
wertbaren diskreten Organbefunde, von seinem Vertrauen zu den
Mitarbeiterinnen in seiner Praxis und zu kooperierenden Kollegen
sowie von einer wirksamen Praxisorganisation abhängig.

In der nächsten Fassung sollen Entscheidungen, die auf persönlichen Werturteilen und Einstellungen beruhen, möglichst ausge-
schlossen werden, obwohl deren Objektivierung eine wichtige Lük-
ke in der Ausbildung schließen würde.

Trotz der vielen Anregungen, die von der Entwicklung und dem
Einsatz von klinischen Fallsimulationen ausgehen, ist es schwierig, wenn nicht sogar unmöglich, unter Ärzten und Dozenten eine
ausreichende Anzahl von Mitarbeitern zu gewinnen. Wir schätzen
derzeit den Arbeitsaufwand für die Erstellung einer Simulation
etwa auf 250 h. Unsere bisherigen Erfahrungen haben gezeigt, daß
alle Regeln zur Entwicklung und zur Technik der Produktion, wie
sie in der Anleitung der Arbeitsgruppe von McGUIRE angegeben
werden, streng einzuhalten sind. Ein Abweichen von den Regeln
oder der Versuch einer Verkürzung des Herstellungsverfahrens führen zu Fehlschlägen. Wie in anderen Gebieten der Medizin können
wir auch bei den Ausbildungsmethoden aus den Erfahrungen anderer
Länder lernen. Ein Beispiel dafür ist diese Tagung, der ein nach-
haltiger Einfluß auf die Ausbildung und Weiterbildung nicht nur
der Chirurgen, sondern aller Ärzte zu wünschen ist.

Literatur

1. BAMM, P.: Ex Ovo, Essays über die Medizin. Stuttgart: Deutsche Verlags-
   anstalt 1956
2. BARROWS, H., TAMBLYN, R.: Guide to the development of skills in problem
   based learning and clinical (diagnostic) reasoning. Hamilton Ontario:
   McMaster University Faculty of Health Sciences 1976
3. ES, J.C. van, GERRITSMA, J.G.M., KOOPMANN, J., SMAL, J.A.: Simulatie van
   patienten in het onderwijs. Schriftlijke oefeningen in huisartsgenees-
   kunde. Utrecht: Bohn, Scheltema & Holkema 1977

4. FEINSTEIN, A.R.: Clinical Judgement. Baltimore: Williams & Wilkins 1967
5. FREIBICHLER, H.: Klinische Fallsimulation. Bewertung und Ausbildung von praktisch-ärztlichen Tätigkeiten. Bonn: Institut für Didaktik der Medizin der Universität Bonn 1976
6. FREIBICHLER, H.: Bedingungsanalyse des Problemlösens. Heidelberg: Dissertation Fachbereich Erziehungswissenschaften und Psychologie an der Technischen Hochschule Darmstadt 1977
7. GROSS, R.: Medizinische Diagnostik, Berlin, Heidelberg, New York: Springer 1969
8. GROSS, R.: Zur klinischen Dimension der Medizin. In: LÜTH, P. (Hrsg.): Interdisciplina. Stuttgart: Hippokrates 1976
9. HARTMANN, F.: Der historische Diagnosebegriff und seine Entwicklung. Münchn. med. Wschr. *114*, 90-96, 117-126 (1972)
10. HARTMANN, F.: Medizin in Bewegung - Arzt im Umgang. Göttingen: Vandenhoeck & Ruprecht 1975
11. KOCH, R.: Die ärztliche Diagnose. Wiesbaden: Bergmann 1917
12. KOLB, D.A.: Individual Learning Styles and the learning process. Boston: Massachusetts Institute of Technology 1971
13. Laboratory of Computer Science Massachusetts General Hospital, Medical Education Programs. Boston Mass.: Harvard Medical School 1976
14. McGUIRE, Chr.H., SOLOMON, L.M., BASHOOK, P.G.: Construction and Use of Written Simulations. HACKENSACK, N.J.: The Psychological Corporation 1976
15. MURRAY, T.S., CUPPLES, R.W., BARBER, J.H., DUNN, W.R., SCOTT, D.B., HANNAY, D.R.: Teaching decision making to medical undergraduates by computer-assisted learning. Medical Education, *11*, 262-264 (1977)
16. PIAGET, J.: Theorien und Methoden der Modernen Erziehung. Wien, München, Zürich: Molden 1972
17. RENSCHLER, H.E.: Dringlichkeit und Möglichkeit eines Systemansatzes für die klinische Ausbildung. In: VII. Akademische Tagung deutschsprechender Hochschullehrer in der Gynäkologie und Geburtshilfe (Hrsg. J. ZANDER), München: I. Frauenklinik und Hebammenschule der Universität 1975
18. WIELAND, W.: Diagnose. Überlegungen zur Medizintheorie. Berlin, Heidelberg, New York: Springer 1975

Kritische Betrachtungen
zum ersten und zweiten Ausbildungsabschnitt

H. Hamelmann und G. Feifel

Seit Inkrafttreten der neuen Approbationsordnung stand die Betrachtung des ersten und zweiten Ausbildungsabschnittes immer
im Schatten der heftigen Auseinandersetzungen um das praktische
Jahr, jedoch nicht ganz zu Recht. Anhand der Abb. 1 möchte ich
Ihnen — und besonders unseren ausländischen Gästen — die Inhalte dieser beiden Abschnitte kurz verdeutlichen: Sie umfassen
mit 3 von insgesamt 4 Jahren den größten Teil der klinischen
Ausbildung des Studenten.

In den *1. Abschnitt* fallen aus chirurgischer Sicht:

1. der *Kurs der allgemeinen klinischen Untersuchungen*
   (Untersuchungskurs)
2. die *praktischen Übungen für akute Notfälle und erste ärztliche
   Hilfe* (Notfallkurs)

Er wird abgeschlossen durch den 1. Abschnitt der Ärztlichen Prüfung, in der diese Stoffinhalte abgefragt werden.

Der *2. klinische Studienabschnitt* ist der längste überhaupt.
Er umfaßt 2 Jahre — also 4 Semester. In diese Zeit fällt das
Praktikum der Chirurgie. Es ist an die Stelle der alten Hauptvorlesung getreten. Diese Zeit wird mit dem *2. Abschnitt der
Ärztlichen Prüfung* abgeschlossen. Der Stoff dieser Prüfung umfaßt bisher lediglich die Allgemeine Chirurgie, also nur einen
kleinen und bescheidenen Teil des chirurgischen Gesamtwissens.

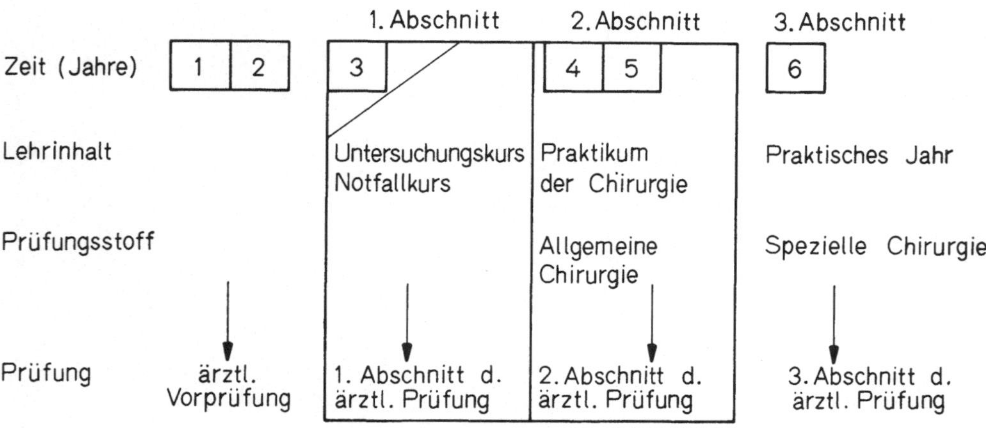

Abb. 1 Überblick über die Ausbildungszeit nach der neuen AO

Zur Kritik: Es besteht heute kein Zweifel mehr darüber, daß die
neue Approbationsordnung gegenüber der alten Bestallungsordnung
dem Studenten — zumindest für das Fach Chirurgie — erhebliche
Nachteile bringt. Auf der anderen Seite werden die Universitäts-
Kliniken vor unzumutbare Probleme gestellt.

Der *1. klinische Studienabschnitt* bietet einer kritischen Betrachtungsweise noch die wenigsten Ansatzpunkte: Beim *Untersuchungskurs* beginnt allerdings schon das permanente Dilemma:
Die unvorhersehbar gestiegene Studentenzahl macht das wichtigste
Anliegen der neuen Approbationsordnung, nämlich die praxisbezo-
gene Ausbildung unmöglich. Außerdem belastet sie in unzumutbarer
Weise den Patienten. Als besonderer Mangel wird empfunden, daß
zum gegebenen Zeitpunkt nur selten geeignete Patienten bereit-
stehen, um z.B. eine Abwehrspannung der Bauchdecken, pathologi-
sche Darmgeräusche, einen Tumor oder dergleichen demonstrieren
zu können. Der Untersuchungskurs ersetzt auf diese Weise nicht
die chirurgische Propädeutik der alten Bestallungsordnung.

Der *Notfallkurs* kann allgemein als erfreuliche Bereicherung der
Ausbildung angesehen werden. Trotz interdisziplinärer Aufteilung
nach dem Prinzip der Ringvorlesung — die von ZENKER übrigens
schon sehr früh geübt wurde — scheitern diese "praktischen Übungen" wiederum an den hohen Studentenzahlen. Außerdem sind Notfallsituationen in der Kursstunde — sozusagen auf Bestellung —
selten demonstrabel und für Studenten in so kurzer Zeit niemals
erlernbar. Die Studenten werden darüberhinaus sehr früh und ohne
das notwendige Grundwissen in Bereiche geführt, die sehr viel
Voraussetzung erfordern. Deshalb kann dieser Kurs im 1. Studienabschnitt seine Zielsetzung nicht erreichen.

Der *2. klinische Studienabschnitt* — also das 4. und 5. Ausbil-
dungsjahr — sieht in der Approbationsordnung das *Chirurgische
Praktikum* vor. Der Unterschied zur alten Bestallungsordnung besteht im wesentlichen darin, daß die frühere chirurgische Hauptvorlesung wegfällt. Es besteht heute jedoch kein Zweifel darüber,
daß das Chirurgische Praktikum nicht als adäquater Ersatz für
die bisherige Hauptvorlesung angesehen werden kann, und die Ergebnisse der ersten mündlichen Prüfungen unterstreichen diese
Auffassung.
Die Gründe hierfür sind vielfältig: Wegen der rapide gewachsenen
Studentenzahl müssen auch jüngere Assistenten die Gruppen unterrichten. Nicht jeder von ihnen hat die Ambitionen eines Hochschullehrers. Fehlendes Interesse, mangelnde Vorbereitung, Über-
lastung der Assistenten durch Patientenversorgung, Spezialsprech-
stunden, Dienst und Operationen, Ausfall durch Urlaub und Krankheit vermindern die Effizienz dieses Unterrichtes.
Auch die Studenten klagen: Viel zu groß ist die Zahl derer, die
sich in den Zimmern drängen, die Patienten lehnen die unzumut-
baren Untersuchungen ab, ein echtes Zwiegespräch kann nicht geführt werden, sie bemängeln Wiederholungen und fehlende Systematik, kurzum, das "Praktikum" ist nur dem Namen nach ein Praktikum, in Wirklichkeit entspricht es bestenfalls der klinischen
Visite der alten Bestallungsordnung.
Schon gar nicht ermöglicht es dem Studenten, über längere Zeit —
unter Leitung eines Arztes — den Verlauf eines Krankheitsbildes
zu verfolgen, von der Anamneseerhebung angefangen über die Indi-

kationsstellung, den chirurgischen Eingriff bis zum postoperativen Verlauf. Hierin — und nicht in einer sporadischen Begegnung mit dem Patienten — sehe ich den Wert einer praxis- bzw.
klinikbezogenen Ausbildung!
Hinzu kommen allgemeine Probleme, die sich durch die Anwesenheit
von 120 bis 300 Studenten in einer Klinik ergeben, die in Scharen Stationen und Funktionsräume überfluten und eine Klinik bis
zur Funktionslosigkeit belasten können.

Einen schwerwiegenden Fehler der neuen Approbationsordnung sahen
wir vom chirurgischen Standpunkt aus darin, daß nach Beendigung
des zweiten klinischen Studienabschnittes — der ja mit 2 Jahren
der längste überhaupt ist — im 2. Abschnitt der Ärztlichen Prüfung lediglich das Stoffgebiet der früheren Allgemeinen Chirurgie abgefragt wird. Die Spezielle Chirurgie, also fast das gesamte chirurgische Wissensgebiet wird hingegen erst im mündlichen und schriftlichen Examen nach dem 4. Studienjahr abgeprüft.
Eine wünschenswerte Verbesserung dieses Mißverhältnisses konnte
nur über eine Gesetzesänderung erreicht werden. Zusammen mit den
Herren FEIFEL, PEIPER, SATTER und STAIB habe ich daher dem Institut für Medizinische und Pharmazeutische Prüfungsfragen ein *Memorandum* unterbreitet, welches folgende Änderungsvorschläge vorsah (Abb. 2):
1. Die *Allgemeine Chirurgie* wird als Unterrichtsveranstaltung
   in das 1. Studienjahr vorgezogen und damit Gegenstand des
   1. Abschnittes der Ärztlichen Prüfung.
2. Die *spezielle Chirurgie* wird im 2. und 3. klinischen Jahr
   abgehandelt: Sowohl in Form der alten Vorlesung "Chirurgische Klinik", die allein einen vollständigen und den Ansprüchen genügenden Überblick gewährleistet, als auch im chirurgischen Praktikum. Die Reihenfolge und Kombination dieser
   beiden Veranstaltungen kann variieren und den Bedingungen
   des übergeordneten Stundenplans angepaßt werden. Anschließend ist das gesamte Gebiet der speziellen Chirurgie in den
   2. Abschnitt der Ärztlichen Prüfung einzubeziehen.

I. 1. Jahr { 5. Semester : Untersuchungskurs
                              Notfallkurs
               6. Semester : Allgemeine Chirurgie

        - 1. Abschnitt der ärztl. Prüfung -

    2. Jahr { 7. Semester : Vorlesung "Chirurg. Klinik"
               8. Semester : Vorlesung "Chirurg. Klinik"

II.

    3. Jahr   9. und / oder

               10. Semester : Chirurgisches Praktikum

        - 2. Abschnitt der ärztl. Prüfung -

Abb. 2. Vorschläge zur Verbesserung der Ausbildung in der Chirurgie

Diese grundsätzlichen Mängel der neuen Approbationsordnung wurde
vom Institut für Medizinische und Pharmazeutische Prüfungsfragen
eingesehen und der Bundesregierung unter anderem als Änderungs-
vorschlag unterbreitet. Eine Vorverlegung des Prüfungsstoffes
der Allgemeinen Chirurgie erschien "wegen zahlreicher Randbe-
dingungen, die für diesen Ausbildungsabschnitt gegeben sind,
nicht möglich".
Dagegen wurde die Anregung, bereits mit dem 2. Abschnitt der
Ärztlichen Prüfung das gesamte Gebiet der speziellen Chirurgie
zu erfassen, in die Novellierung der Approbationsordnung aufgenommen. Gleichermaßen ist zu begrüßen, daß der großen, wissen-
schaftsbezogenen, systematischen Vorlesung in Verbindung mit
dem chirurgischen Praktikum wieder größerer Wert beigemessen
wird. Ich hoffe, daß aus meinen Ausführungen hervorgegangen ist,
daß es für die Universitäten unmöglich ist, die neue AO sinnvoll
zu verwirklichen. Die vor wenigen Tagen erfolgte Novellierung
enthebt uns nicht der angesprochenen Sorgen. Sie führt aber in
der Chirurgie zu einer verbesserten Stoff- und Prüfungseintei-
lung und hat damit auch positive Auswirkungen für das anschließende praktische Jahr.

Das praktische Jahr

R. Pichlmayr, H. Creutzig und K.D. Rumpf

Das praktische Jahr ist Kernpunkt der Neuerungen der Approbationsordnung für Ärzte vom 28. 10. 1970. Es ist gleichzeitig ein besonders problematischer Studienabschnitt — für Hochschulen, Lehrkrankenhäuser und Studenten; dies auch für Hochschulen, die, wie die Medizinische Hochschule Hannover, bereits seit 1970 damit Erfahrung hat.

Grundlage

Die Intention des praktischen Jahres ist es, die praktische Ausbildung am Krankenbett — bislang in der Medizinalassistentenzeit außerhalb des Studiums — *in* das Studium einzubeziehen. Diese Zielsetzung ist auch bei der eben verabschiedeten zweiten Änderung der Approbationsordnung voll erhalten und entspricht den EG-Richtlinien für Ärzte vom 16. 6. 1975. Eine prinzipielle Änderung, d.h. die Wiedereinführung der Medizinalassistentenzeit zu erwarten, erscheint illusorisch.

Bestmögliche Durchführung des praktischen Jahres ist somit unabweisbare Aufgabe.

Das praktische Jahr beginnt nach Bestehen des zweiten Teiles der ärztlichen Prüfung, dauert 12 bzw. zukünftig 11 Monate mit je drei Teilen von 4 Monaten bzw. 16 Wochen für Innere Medizin, Chirurgie und ein anderes klinisch-praktisches Fachgebiet.

Im praktischen Jahr soll der Student

1. klinisch-praktische Medizin erlernen und anwenden
   und
2. klinisch-theoretisches Wissen erlernen bzw. vertiefen.

Aus dieser Doppelaufgabe ergeben sich zweifellos Spannungen. Die klinisch-praktische Ausbildung vollzieht sich im wesentlichen auf der Station. Für die Chirurgie ergibt sich als Hauptausbildungsziel das Kennelernen der Vorbereitung, Durchführung und Nachsorge operativer Eingriffe. Entsprechend soll der Student auch an der Operation der von ihm betreuten Patienten teilnehmen. Weiter sollen die Basistechniken der operativen Behandlung (Wundbehandlung, Verbandstechnik, Gipsen, Erstversorgung) miterlebt und z.T. selbständig durchgeführt werden. Hierzu ist die Teilnahme am Bereitschaftsdienst notwendig oder zumindest geeignet. Gerade in der Chirurgie müssen somit im praktischen Jahr viele Tätigkeiten erlernt werden. Dies ist — auch abgesehen von Teilnahme an Operationen — zeitaufwendig und vermittelt nicht gleichzeitig theoretisches Wissen in spezieller Chirurgie.

Zum klinisch-theoretischen Wissen, das im praktischen Jahr vermittelt werden soll, gehört derzeit die gesamte spezielle Chirurgie. Auch wenn hierin durch die zweite Änderung der Approbationsordnung z.T. eine Vorverlagerung des Lehrangebotes eintritt,
so werden auch weiterhin im praktischen Jahr noch wesentliche
Teile der speziellen Chirurgie gelehrt werden müssen. Sicherlich
wird aber die Vorverlagerung von Prüfungsinhalten vom dritten
auf den zweiten Teil der ärztlichen Prüfung das Hauptgewicht im
praktischen Jahr tatsächlich auf die praktische Tätigkeit legen
lassen. Allen an der Ausbildung Beteiligten muß bewußt sein,
daß die 16 Wochen Chirurgie für die meisten der kommenden Ärzte
die einzige Zeit praktisch-chirurgischer Ausbildung ist.

Allgemeine Organisation

Lehrkrankenhäuser tragen die Hauptlast dieser Ausbildung; doch
müssen auch die Hochschulkliniken daran teilnehmen: sie brauchen
die Erfahrungen mit Internatsstudenten auch zur Gestaltung vor-
heriger Studienabschnitte, zur Beratung von Lehrkrankenhäusern
und für einen durchaus wechselseitigen Vergleich, den Studenten
rasch und häufig objektiv äußern.

Auf einen Studenten sollen mind. 20 Betten gerechnet werden.
Als Beispiel verfügt die Medizinische Hochschule Hannover bei
465 dafür geeigneten chirurgischen Betten über etwa 20 Ausbil-
dungsplätze. Für die Bedürfnisse 1981/82 mit 400 Studenten und
133 Ausbildungsplätzen sind somit 113 Plätze in 28 akademischen
Krankenhäusern notwendig und bereits geplant (s. Tabelle 1).

Die Schwierigkeiten, geeignete Lehrkrankenhäuser auszuwählen und
zu gewinnen, hängen sehr von lokalen Gegebenheiten ab. Es ist
eine der wesentlichen Ungereimtheiten der Gesetzgebung, daß die

Tabelle 1

Studenten im praktischen Jahr   (am Beispiel der MHH)

	WS 1977/78	78/79	79/80	80/81	81/82
Studenten im prakt. Jahr	120	220	230	260	400
Ausbildungsplätze Chirurgie gesamt	40	74	76	82	133
davon MHH (465 chir. Betten)	20	20	20	20	20
davon akad. Krhs. (in n akad. Krhs.)	20 (5)	54 (14)	56 (14)	62 (28)	113 (28)
Betten Chir. gesamt	1394	2518	2518	4276	4276
Betten/Ausbildungspl.	34,9	34,0	33,1	52,1	32,2
in MHH	23,2	23,2	23,2	23,2	23,2
in akad. Krhs.	46,5	38,0	36,7	46,4	33,6

Hochschulen bei dieser ihnen überlassenen Aufgabe von staatlichen Stellen häufig nur minimale Unterstützung erfahren und daß die in Aussicht genommenen Krankenhäuser auf versprochene Verbesserungen der personellen, apparativen und strukturellen Situation entweder außerordentlich lange warten müssen, oder diese überhaupt ausbleiben. Ähnliches gilt auch für die aus studentischer Sicht z.T. berechtigten Klagen bezüglich Versicherungsschutz, Erstattung zusätzlicher Kosten etc. Die Gewinnung von Lehrkrankenhäusern hängt somit im wesentlichen von persönlichen Kontakten, einer gewissen Aufwertung eines Krankenhauses durch die Bezeichnung "Lehrkrankenhaus", besonders aber von der Bereitschaft vieler Chefärzte ab, an der studentischen Ausbildung mitzuarbeiten. Diese Bereitschaft der ärztlichen Leitung wird jedoch häufig nicht in gleicher Weise von Verwaltung, nichtärztlichem und ärztlichem Personal mitgetragen. Das verhindert Vertragsabschlüsse oder führt zu größeren Reibungen bei der Durchführung des praktischen Jahres auf beiden Seiten.

Innere Organisation

Ein Wechsel zwischen Lehrkrankenhaus und Hochschulklinik innerhalb eines Blocks war anfangs möglich. Er hatte zwar den Nachteil eines häufigeren Wechsels, aber auch den Vorteil des Lehrangebotes an spezieller Chirurgie in der Hochschulklinik. Ein solcher Wechsel entfällt bei größeren Studentenzahlen. Ein Austausch der Studenten zwischen den einzelnen Kliniken innerhalb der Hochschule erscheint notwendig, selbst wenn es von studentischer Seite am Ende des praktischen Jahres ein häufiger Wechsel eher als nachteilig empfunden wird (Tabelle 2). Zur Ausbildung geeignet sind naturgemäß die Bereiche Allgemeinchirurgie, Unfallchirurgie, Thorax-, Herz- und Gefäßchirurgie und, zumindest für eine kürzere Periode, auch die Urologie. Bei entsprechendem Wunsch und zeitlich limitiert kann auch in anderen Bereichen hospitiert werden. Die Einteilung der Studenten in ein

Tabelle 2

WECHSEL DES AUSBILDUNGSPLATZES IM PRAKTISCHEN JAHR / BLOCK CHIRURGIE
(am Beispiel der MHH)

Akademisches Krankenhaus	MHH		
a) geteilt		Möglichkeiten in Mon.	
2 Mon. Abdominalchirurgie 2 Mon. Unfallchirurgie	Abdominalchirurgie	2	1
	Thoraxchirurgie	1	1
je 1 Mon.	Unfallchirurgie	1	1
b) ungeteilt			
4 Mon. Allgemeinchirurgie oder 2 Mon. Allgemeinchirurgie	Urologie Neurochirurgie Plast. Chirurgie	1	

solches Schema unter gleichzeitiger Berücksichtigung individueller Wünsche ist schwierig, kann aber bei vorgegebenen Daten sehr-
wohl von Studentenvertretern selbst vorgenommen werden.

Betreuung der Studenten

Entscheidend ist die praktische Ausbildung und damit die individuelle Betreuung und Anleitung des Studenten. Hierzu gibt es mehrere Möglichkeiten: das Betreuen eines älteren Assistenten ausschließlich mit dieser Aufgabe über etwa 1 Jahr — typischerweise
auch als "Abstellen" als Lehrassistent bezeichnet — wäre wichtig,
vielleicht ideal, scheitert aber meist am Mangel dieser auch für
andere Aufgaben wichtigen Mitarbeiter. Selbst wenn diese Lösung
realisierbar ist, bedeutet sie erst einen Teil der Betreuung.
Der andere, wohl entscheidende Teil ist die zweiseitige Bindung
eines Studenten an *einen* Arzt — meist den Stationsarzt — im täglichen Ablauf. Nur wenn diese Bindung funktioniert — und hierzu
von Seiten des betreffenden Arztes vieles, besonders Bereitschaft
für diese zusätzliche Aufgabe, von Seiten der Studenten eine
stärkere Beteiligung am Gesamtablauf der Klinik — gelingt eine
Ausbildung am Patienten, d.h. auch das Erlernen der Routine; nur
dann kann menschlich-ärztliche Verhaltensweise übermittelt werden, nur dann wird das praktische Jahr wertvoll.

Gerade in der Chirurgie liegt hier die häufigste Ursache des
Scheiterns: die in Betracht kommenden Ärzte haben ihr Hauptziel
im Abschluß der Facharztweiterbildung, in der Durchführung ent-
sprechender Operationen oder in einer wissenschaftlichen Arbeit;
sie haben einen langen, meist unregelmäßigen Tagesablauf. Sie
fühlen sich nicht oder noch nicht zuständig für den studentischen Unterricht — wobei sie heute bereits stärker als früher
mit Übungen am Krankenbett, Kursen etc. befaßt sind. Die Mitarbeit des Studenten andererseits an der täglichen Routine — Blut-
abnahme, Infusionen, Krankenblattanlage etc. — wird dann, wenn
sie gekonnt und damit den Stationsarzt entlastend durchgeführt
werden kann, sinnwidrig. Auch wechselt der Student meist die Station bald, nachdem er sich ggf. als wertvolle Arbeitskraft bewährt oder als solche hat mißbrauchen lassen. Negative aber
auch positive Erfahrungen haben uns stets die Bedeutung dieser
individuellen Bindung bewiesen. Häufig sind dabei die ersten
Tage entscheidend; durch Mißverständnisse, Unregelmäßigkeiten
und schlechte Organisation auf der ärztlichen Seite, zu starres
Beharren auf dem Status des Studenten oder Interesselosigkeit
am speziellen Fach auf der anderen Seite führen leicht zu einem
kontaktarmen "Ableisten" der vom Studenten selbst als für ihn
wichtig angesehenen Veranstaltungen; eine effektive Mitarbeit
am Patienten, und damit das Erlernen der Praxis, gelingt dann
nicht. Erfreulicherweise zunehmend häufiger bildet sich jedoch
ein gegenseitiges Verstehen auch der Interessen und Möglichkeiten aus: von Seiten des Assistenten bedeutet dies Einplanung des
Tagesablaufes des Studenten in den eigenen, von Seiten des Studenten stärkere Beteiligung am Gesamtablauf der Klinik und der
Arbeit des betreffenden Assistenten. Dies erfordert jedoch gelegentlich deutlich längere Anwesenheitszeiten, als es einer
studentischen Tätigkeit entspricht.

Organisatorisch scheinen uns folgende Prinzipien wichtig, um auch bei Studenten, die primär kein starkes Interesse an der Chirurgie haben und unter Berücksichtigung unterschiedlicher Eignung ärztlicher Mitarbeiter für die Ausbildung das praktische Jahr bestmöglich zu gestalten:

1. Verantwortung *eines* Arztes für *einen* Studenten (siehe oben).
2. Benennung eines "Lehrassistenten" in jeder Klinik. Hierzu ist vor allem ein erfahrener Kollege in der Poliklinik geeignet; er soll die Studenten einführen, den Gesamtablauf überwachen, Kontaktstelle bei Fragen und Unzufriedenheiten sein und besonders akute Krankheitsbilder demonstrieren und ad hoc Fallbesprechungen abhalten.
3. Der Wochenplan muß obligate und speziell auf den Studenten abgestimmte Veranstaltungen enthalten (s. Tabelle 3).
4. Ein Katalog fachspezifischer, zu erlernender Tätigkeiten muß in etwa fixiert sein (Tabelle 4); die Bestätigung der Ausführung von Tätigkeiten auf einer sog. Testatkarte erinnert an die Verpflichtung des Arztes, entsprechende Maßnahmen zu lehren und ermöglicht eine gewisse Kontrolle über die Tätigkeit des Studenten.
5. Unter den Lehrveranstaltungen ist am wichtigsten die mind. einmal wöchentlich stattfindende gründliche Besprechung eines Behandlungsverlaufes, also die sog. Fallabnahme. Diese essentielle Maßnahme kommt erfahrungsgemäß leicht zu kurz. Außerdem sind Seminare vorzusehen (s. Tabelle 5), die nicht Vorlesungscharakter haben sollen, jedoch den Stoff für den dritten Teil der ärztlichen Prüfung mit berücksichtigen. Die Durchführung spezieller Seminare kann besonders in kleineren Lehrkrankenhäusern problematisch sein.
6. Eine am Ende jedes Internatsblockes stattfindende Kritik wird die Qualität der Durchführung des praktischen Jahres langsam erhöhen.

Tabelle 3

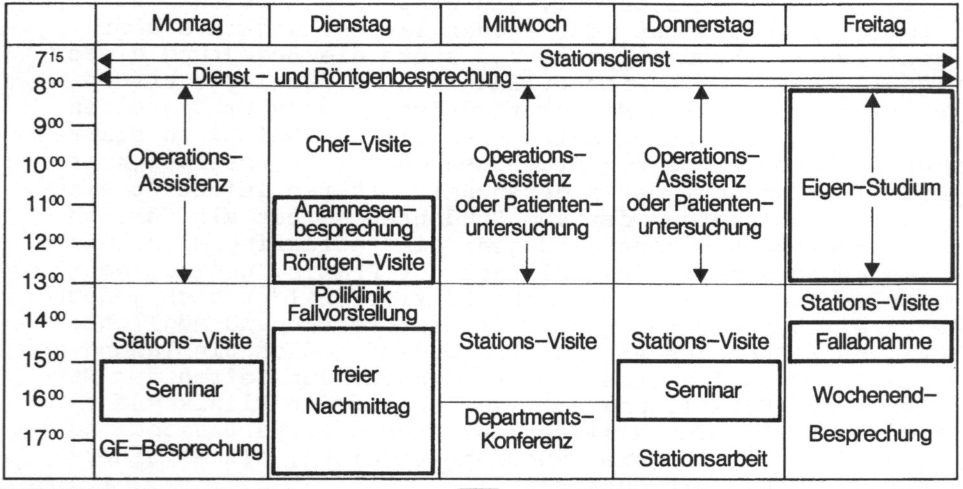

Tabelle 4

Tätigkeitskatalog Internatsstudent,Block Chirurgie (4 Mon.)	selbständig	Teilnahme
I Allgemein		
Verbände	häufig	+ +
Anamneseerhebung	2–3/Wo	+
Fallvorstellung	1/Wo	+
Venenpunktion,Infusionen	häufig	+
arterielle Gefäßpunktion	+	–
ZVD–Messung	+	–
Magenschlauch legen	+	–
Eldon–Karten	+	+
Punktion v. Körperhöhlen	+	+ +
II Herz u. Thorax		
Bülau–,Monaldi–Drainage	–	+
Bronchoskopie	–	+
Mediastinoskopie	–	+
Art.Gefäßstatus	+	+ +
Venenfunktionsprüfung	+	+ +
III Traumatologie		
Schock–Therapie	–	+
Schienung Notverbände	+	+ +
Repositionen	–	+
Gipsverbände	–	+ +
Infiltrationsanaesthesie	+	+
Operative Wundversorgung	–	+
Gelenkspunktionen	–	+

Tabelle 5

Internatsjahr/Chirurgischer Block Seminare
(wöchentlich 2 x 2 Stunden)

Prä- und postoperative Versorgung	4 x 2 Std
Notfallmaßnahmen, Anästhesie	4 x 2 Std
Spezielle Chirurgie	
Abdominalchirurgie	7 x 2 Std
Herz-Thorax-Gefäßchirurgie	5 x 2 Std
Unfallchirurgie	5 x 2 Std
Urologie	2 x 2 Std
Plastische Chirurgie	2 x 2 Std
Ausgewählte Kapitel mit Schwerpunkt Notfallversorgung	

Die Hauptprobleme des praktischen Jahres lassen sich somit auf
drei Bereiche zurückführen:

1. Organisation: eine durchdachte Organisation muß die Durchfüh-

rung des praktischen Jahres ermöglichen; sie braucht in den
einzelnen Krankenhäusern nicht schematisch gleich zu sein,
sondern kann den individuellen Gegebenheiten angepaßt sein.
2. Engagement des betroffenen Arztes: die Bereitschaft zur studentischen Ausbildung, gerade der Internatsstudenten, muß
für Kollegen in Lehrkrankenhäusern und Hochschulen zunehmend
zu den wesentlichen Qualitäten gerechnet werden.
3. Höhere Bewertung der klinischen Routine durch den Studenten:
Der Student muß gegenüber den verständlicherweise hohen Lehr-
erwartungen die klinische Routine stärker bewerten. Dies erfordert Bereitschaft auch zu zeitaufwendiger Tätigkeit im
Krankenhaus. Hierzu gehört auch die erwähnte Änderung der
Prüfungskataloge; bessere Kenntnisse erleichtern dann eine
praktische Arbeit unter geringerem Druck durch die bevorste-
hende Wissensprüfung.

Schlußfolgerung

Die Approbationsordnung mit Einführung des praktischen Jahres
war nicht im Sinne der Majorität der Ärzteschaft oder der Hochschulen. Sie war schlecht vorbereitet und zeitlich im Zusammentreffen mit der enormen Vermehrung der Studentenzahlen denkbar
ungünstig gewählt.

Ob damit das Ziel erreicht werden kann, bessere Ärzte auszubilden, kann wohl heute noch nicht entschieden werden; dies erscheint zumindest fraglich.

In dieser Situation haben wir zwei Aufgaben:

1. Für eine sinnvolle prospektive Planung müßten wir die Möglichkeit bekommen, andere Modelle, etwa die von vielen als geeignet angesehene Kombination eines praktischen Jahres im Studium mit einem klinischen Jahr nach dem Studium, zu erproben.
2. Z.Zt. müssen wir alle im praktischen Jahr liegenden Möglichkeiten nutzen, um die zweifellos gegebene Gefahr, unsere jungen Kollegen schlechter als bisher auszubilden, zu vermeiden.
Bei beidseitigem Bemühen erscheint dies möglich.

Erfahrungen nach dem ersten praktischen Jahr aus der Sicht des Studenten

M. Heberer

Die klinisch-praktische Ausbildung des Studenten gegenüber der Medizinalassistentenzeit zu verbessern, war der Anspruch, der den organisatorischen und finanziellen Aufwand der Einführung des Praktischen Jahres rechtfertigen sollte. Um aus der Sicht des Studenten diesen Anspruch an der Realität des praktischen Jahres zu messen, habe ich meine 15 Kommilitionen, die diesen Ausbildungsabschnitt mit mir zusammen erstmalig im Oktober 1977 an der Universität Freiburg im Breisgau abgeschlossen haben (Abb. 1), in einer schriftlichen Erhebung zum praktischen Jahr befragt.

Ich möchte versuchen die Befragungsergebnisse zum Fach Chirurgie unter zwei Fragestellungen zu analysieren:

1. wurde die Ausbildung durch die Einführung des praktischen
   Jahres verbessert
   und

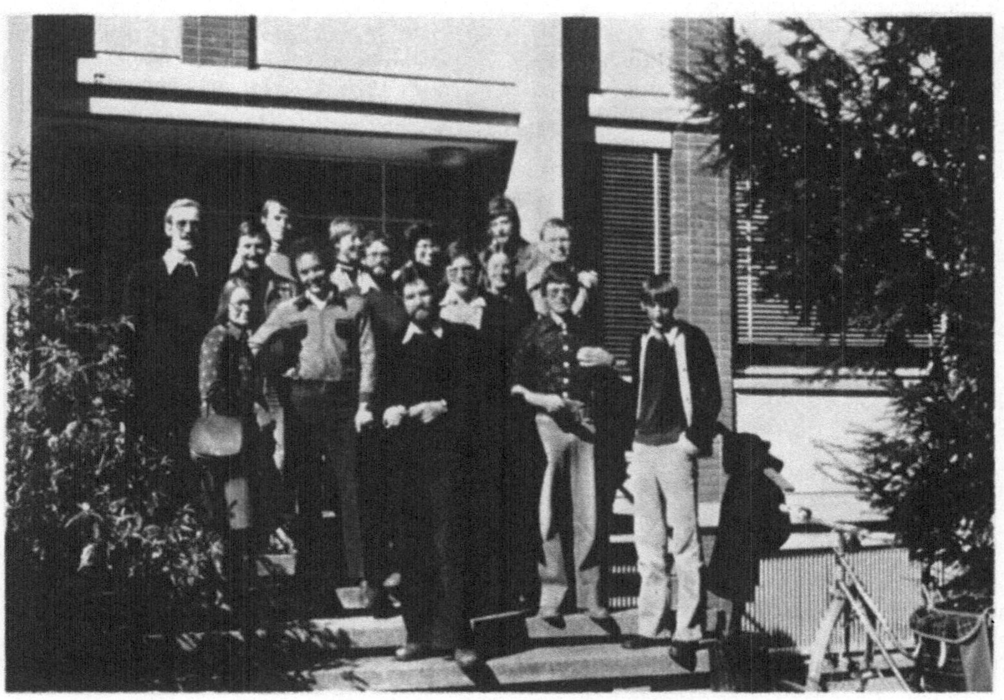

Abb. 1

2. welche Veränderungen zur Verbesserung des praktischen Jahres
werden von studentischer Seite heute für erforderlich gehalten?

Zum Zeitplan des praktischen Jahres (= PJ) für die Chirurgie

Die erste Tabelle zeigt die aus den Fragebögen ermittelte Auf-
schlüsselung der Arbeitszeit (Tabelle 1). Auf Stationsarbeit
und OP-Besuch entfielen zusammen etwa 3/4 der gesamten Arbeitszeit in der Chirurgie. Zum Besuch von Lehrveranstaltungen wurde
mit durchschnittlich 5,8 Wochenstunden mehr Zeit aufgewendet als
in allen anderen Fächern des PJ. Der Zeitaufwand für Eigenarbeit
war mit im Mittel 5,4 Wochenstunden verhältnismäßig gering, insbesondere im Hinblick auf den dritten Abschnitt der Ärztlichen
Prüfung nach dem PJ.

Während der viermonatigen Ausbildung in der Chirurgie rotierte
jeder Student über zwei bis drei Stationen, eine auch aus studentischer Sicht günstige Lösung (Tabelle 2). Die Rotation er-
weitert den Erfahrungsbereich des Einzelnen, was insbesondere

Tabelle 1. Zeitplan im PJ/Chirurgie

	$(\bar{x} \pm$ S.D., N = 15)	
Wöchentliche Arbeitszeit insgesamt	$41,3 \pm 6,1$ h	100,0%
Davon entfielen auf		
Stationsarbeit	$18,4 \pm 5,6$ h	44,5%
OP-Besuche und -Assistenz	$11,7 \pm 4,6$ h	28,3%
Lehrveranstaltungen	$5,8 \pm 2,4$ h	14,0%
Arbeiten in der Kliniksbibliothek	$0,8 \pm 1,4$ h	1,9%
Eigenarbeit zu Hause	$4,6 \pm 4,1$ h	11,3%

Zur freien Verfügung standen 1-2 Nachmittage/Woche

Tabelle 2. Rotation im PJ/Chirurgie

Pro	*Contra*
Größerer Erfahrungsbereich.	Gefährdung der Integration in den Stationsbetrieb.
Eine Station oft sehr einseitig (Spezialstation).	Ausreichender Überblick durch Aus-bildung auf einer Allgemeinstation.
Qualität der lehrenden Ärzte unter-schiedlich; Rotation daher gerecht.	Verlaufsbeobachtungen nur bei längerem Aufenthalt auf einer Station möglich.

Kompromiß in der Chirurgie

Ausbildung auf 2 bis 3 Stationen.
Empfehlenswerte Kombinationen:
  1 Allgemeinstation + 1 Spezialstation nach Wahl
  1 Allgemeinstation + 1 Spezialstation + Poliklinik
  1 Allgemeinstation + Poliklinik.

für jene Kommilitonen wichtig ist, für die das PJ die einzige
Kontaktmöglichkeit zum jeweiligen Fachgebiet bleibt, weil sie
später eine andere Fachrichtung einschlagen. Wechselt man die
Stationen hingegen zu häufig, so werden Verlaufsbeobachtungen
unmöglich, auch wird die Integration in den Stationsbetrieb erschwert.

So hat sich nach unserer Meinung eine Ausbildung auf zwei bis
drei Stationen gut bewährt, wobei der Tätigkeit in der Poliklinik und auf der Wachstation besondere Bedeutung zugemessen wurde.

Des weiteren stellte sich bei uns die Frage der Ausbildung in
Spezialabteilungen: Eine Anästhesiewoche war während des chirur-
gischen Ausbildungsabschnittes in Freiburg obligatorisch; eine
Röntgenwoche wurde von einigen Studenten durchgeführt. Bei der
Befragung war die Mehrheit meiner Kommilitonen der Meinung, daß
Spezialfächer zwar angeboten, nicht aber obligatorisch sein soll-
ten. Das scheint auch mit den Zielen der Ausbildungsordnung über-
einzustimmen, wo Anästhesiologie und Radiologie gleichgewichtige
Prüfungsfächer sind.

Zur Stationsarbeit

Knapp die Hälfte der wöchentlichen Arbeitszeit wurde im Rahmen
des Stationsbetriebes geleistet. Es war von uns allen anerkannt,
daß der Tätigkeit auf Station, der Erlernung und Durchführung
von Routinearbeiten, im Rahmen des PJ entscheidende Bedeutung
zukommt.

Entsprechend dem studentischen Status im PJ wurde jedoch kritisiert, daß die Tätigkeit auf Station nicht als Lehrveranstaltung
konzipiert und zu wenig auf Lehre ausgerichtet sei. Tatsächlich
wurden die gleichen Arbeiten erledigt, die auch die Medizinalassistenten durchführten, meist mit diesen gemeinsam.

Die gemeinsame Arbeit mit den Medizinalassistenten und der nach
unserer Auffassung im Prinzip gleiche Kenntnisstand führten dann
zu der Meinung, die Tätigkeit auf Station sei primär Arbeit und
solle den Medizinalassistententarifen vergleichbar bezahlt werden (Tabelle 3).

Tabelle 3. Umfrageergebnisse zur Stationsarbeit im PJ/Chirurgie

Die Tätigkeit auf Station	
- war nicht als Lehrveranstaltung im Rahmen des PJ konzipiert	93%
- sollte mehr Lehre im Sinne von Anleitung und Diskussion beinhalten	93%
- war nicht Ausbildung sondern Arbeit und sollte wie bei den Medizinalassistenten bezahlt werden	71%
- sollte im wesentlichen so bleiben wie bisher	14%

Zu den OP-Besuchen

Etwa 1/4 der wöchentlichen Arbeitszeit entfiel auf OP-Besuche:
es wurde zugeschaut und assistiert; auch hier war der Einsatz
den Medizinalassistenten entsprechend, wurde mit diesen abge-
sprochen und untereinander getauscht. Die Teilnahme am OP-Be-
trieb wurde für die chirurgische Ausbildung im PJ als unbedingt
erforderlich angesehen. Entsprechend wurde die Verbesserung der
Lehre auch im OP-Bereich, also vermehrte Erklärungen seitens
der Operateure, im gegebenen Fall natürlich vor oder nach einer
Operation, sowie Anleitung zum Knoten und Nähen gewünscht (Tabelle 4).

Zur Lehre

Das Lehrangebot war im Ausbildungsabschnitt Chirurgie mit 6 wöchentlichen Pflichtstunden sowie der Möglichkeit zur Teilnahme
an etlichen zusätzlichen Vorlesungen und Kolloquien größer als
in den übrigen Fächern. Auch die Qualität der Fortbildungsveranstaltungen wurde insgesamt günstig und vergleichsweise deutlich
besser als in allen übrigen Fächern beurteilt (Tabelle 5).

Tabelle 4. Umfrageergebnisse zum OP-Besuch im PJ/Chirurgie

Operationsassistenz und -beobachtung	
- sind für die Ausbildung in der Chirurgie unbedingt erforderlich	93%
- sind für die Ausbildung nur sinnvoll, wenn die Operateure mehr und besser erklären, ggfs. nach Abschluß der OP	93%

Tabelle 5. Lehrangebot im PJ/Chirurgie

Obligatorischer Unterricht:	
Poliklinik (Knüpf- und Nähkurs)	2 h/Woche
Lehrvisite (Oberarzt)	2 h/Woche
Röntgendemonstration	1 h/Woche
Wachstationsvisite	1 h/Woche

Möglichkeit zur Teilnahme an:
klinisch-pathologischen Konferenzen, anästhesiologischen
Kolloquien, Fortbildungsveranstaltungen für Ärzte, selten
auch zur Teilnahme an Vorlesungen (nach alter BOÄ).

Die Qualität des Lehrangebotes in der Chirurgie wurde
beurteilt mit:

ausgezeichnet	0%
gut	50%
verbesserungsbedürftig	29%
ungenügend	21%

Tabelle 6. Umfrageergebnisse zur Lehre im PJ/Chirurgie

Der Zeitaufwand für Lehre im PJ	
- sollte vermehrt werden, insbesondere im Hinblick auf den 3. Abschnitt der ärztlichen Prüfung	43%
- sollte vermindert werden, da im PJ das Schwergewicht auf praktischer Tätigkeit liegen soll	0%
Inhaltlich sollten die Lehrveranstaltungen des PJ	
- sich am Lernzielkatalog orientieren	36%
- sich durch ein breiteres Angebot auszeichnen	43%

Tabelle 7. Dritter Studienabschnitt - Lehrveranstaltungen und Prüfungsfächer

Prüfungsfächer	Lehre
1 Pathologie 2 Pharmakologie 3 Physikalische Medizin 4 Diätetik	keine Lehrveranstaltungen
5 Differentialdiagnostik innerer Krankheiten 6 Therapie innerer Krankheiten 7 Radiologie 8 Anästhesiologie 9 Notfall und Reanimation	vereinzelte, nicht systematische und nicht im LZK orientierte Lehrveranstaltungen
10 Spezielle Chirurgie	breitestes Lehrangebot im Rahmen des PJ/Freiburg. Beurteilung und Kritik s. ausführliche Darstellung

Umsomehr erstaunt die mit durchschnittlich 5,8 Wochenstunden geringe studentische Präsenz (s. Tabelle 1), und dies insbesondere, wenn man den zusätzlichen Wunsch nach weiterer Ausweitung des Lehrangebotes betrachtet (Tabelle 6).

Nach meiner Auffassung gibt es hierfür allerdings inhaltliche Gründe, die über das eingestandene und in einer aktiven Universitätsstadt wie Freiburg wohl verständliche studentische Freiheits- und Freizeitbedürfnis hinausgehen.

Da die Lehrveranstaltungen weder am Lernzielkatalog orientiert noch auf den viermonatigen Rhythmus des PJ abgestimmt waren, konnten sie uns nicht als konsequente Examensvorbereitung etwa im Sinne früherer Repetitorien für Examenssemester dienen. Daher der studentische Wunsch, die Lehre am Lernzielkatalog zu orientieren und das Angebot insgesamt zu verbreitern (Tabelle 6).

Auch das Lehrangebot der anderen Fächer entsprach keineswegs der Breite der Forderungen des Prüfungskataloges (Tabelle 7). Schon der Vergleich von Prüfungsfächern und den an unserer Freiburger

Universität angebotenen Lehrveranstaltungen zeigt, daß zwischen
dem im Prüfungskatalog formulierten Wissenssoll und den Fortbil-
dungsmöglichkeiten eine deutliche Diskrepanz bestand.

Folgerungen

Fragt man sich also, welche Verbesserungen durch die Einführung
des PJ erreicht wurden, so ergibt sich aus Sicht der kleinen
Studentengruppe meines Semesters in Freiburg folgendes:

1. Ein grundlegendes neues Konzept für die Ausbildung im PJ
   fehlte. Es gab kein Ausbildungsprogramm, keine Richtlinie,
   die Schwerpunkte festlegte, und selbst die Frage, ob das PJ
   praktischer oder theoretischer als die Medizinalassistentenzeit (= MA-Zeit) sein sollte, war nicht klar.
2. Gegenüber der MA-Zeit blieb die praktische Ausbildung auf
   Stationen und bei Operationen fast unverändert, bei insgesamt etwas verringerter Arbeitszeit und ein wenig vermehrter
   Lehre.

Zusammenfassend entspricht also dem Fehlen eines wirklich neuen
Ausbildungskonzeptes das Ausbleiben wesentlicher Veränderungen
gegenüber der MA-Zeit. Daher stellt das PJ in seiner derzeitigen
Form nach unserer Auffassung keine Verbesserung gegenüber dem
alten Konzept der MA-Zeit dar.

73% der Befragten waren daher auch der Auffassung, es sei besser
zum alten System der MA-Zeit zurückzufinden. Die Meinung, das
PJ sei kein grundsätzliches Übel, sondern biete auch gewisse
Chancen, teilten nur wenige Kommilitonen.

Die konkrete Chance des PJ scheint mir in der Möglichkeit zu
liegen, diesen der MA-Zeit entsprechenden Ausbildungsabschnitt[1]
in praktischer und theoretischer Hinsicht ausbildungsintensiver
zu gestalten als früher. Zur Realisierung dieser Chance möchte
ich daher abschließend fünf Thesen formulieren (Tabelle 8).

1. Im Gegensatz zum Medizinalassistenten darf man den Studenten
   im PJ nicht als Arbeitskraft verstehen. Er wird mit seinem
   Ausbildungsanspruch vielmehr zu einer Belastung des Lehrkörpers. Diesem Umstand sollte einerseits von staatlich-universi-
   tärer Seite mit der Bereitstellung zusätzlicher Assistenten-
   und Dozentenstellen Rechnung getragen werden; andererseits
   bedeutet dies für den Studenten, auf ein dem MA-Gehalt ent-
   sprechendes Entgelt für seine Arbeitsleistung verzichten zu
   müssen, denn die studentische Arbeitsleistung wäre dann ebenfalls ausschließlich unter dem Aspekt der Ausbildung zu sehen.
   Eine dem Studentenstatus entsprechende materielle Sicherung
   muß natürlich gewährleistet sein.

---

[1]Dazu folgende Angaben: 1. Studienzeit bei Beginn von PJ und MA-Zeit bis auf
Verkürzung der vorklinischen Ausbildung um 1 Semester gleich lang (5 Jahre).
2. Nach MA-Zeit und Abschluß des PJ gleichermaßen Erhalt der Approbation.

Tabelle 8. Vorschläge zur Verbesserung der Ausbildung im PJ

---

1. Der Student im PJ ist nicht Arbeitskraft sondern Auszubildender.

2. Kontinuierliche Beobachtung und aktive Teilnahme an Diagnostik und
   Therapie lassen die erforderlichen praktischen Fertigkeiten erwerben
   und die Logik von Anamnese, Diagnostik, Indikation und Behandlung
   erfassen.

3. Ein in sich geschlossenes, auf einem 4monatigen Blocksystem basieren-
   des Lehrkonzept begleitet die praktische Ausbildung.

4. Das PJ und der 3. Abschnitt der Ärztlichen Prüfung werden harmonisiert.

5. Der Status des Studenten im PJ wird eindeutig geklärt.

---

2. Der Medizinalassistent wurde bei der Behandlung des Patienten
   in der Regel punktuell dort eingesetzt, wo er seinem Kenntnisstand entsprechend nützlich sein konnte. Für den Studenten
   im PJ sehe ich die vorteilhafte Möglichkeit, den Behandlungs-
   verlauf eines Patienten kontinuierlich und gelöst von der Frage der Nützlichkeit der studentischen Arbeitskraft verfolgen
   zu können. Damit sollte es dem Studenten möglich werden, die
   dem Ablauf einer Behandlung innewohnende Logik, die die Ein-
   zelschritte von der Anamnese über die erforderliche Diagnostik bis hin zur Therapie und ihren Ergebnissen verbindet, zu
   begreifen und daraus zu lernen.
   Dem Erlernen und Ausführen der erforderlichen praktischen
   diagnostischen und therapeutischen Tätigkeiten kommt dabei
   die gleiche Bedeutung wie während der MA-Zeit zu. Darüber
   hinaus könnten aber Beobachtung, Reflexion und Diskussion des
   Gesamtvorganges einer Behandlung einen höheren Stellenwert
   erhalten, insbesondere in Ergänzung mit einem den praktischen
   Ausbildungsteil begleitenden Lehrsystem.

3. Ein in sich geschlossenes Lehrkonzept, das den viermonatigen
   Rhythmus des PJ berücksichtigt, muß einerseits – einem Repe-
   titorium ähnlich – die für diesen Ausbildungsabschnitt erforderlichen Informationen systematisch vermitteln; andererseits
   soll es die Möglichkeit bieten, von der Systematik gelöst klinische Exempel durchzuarbeiten. Schließlich sollte das Lehr-
   programm Zeit und Verpflichtung zum theoretischen Aufarbeiten
   von Informationen und Problemen des praktischen Ausbildungsabschnittes bieten: So sollte im Idealfall beispielsweise Möglichkeit und Obligation bestehen, eine gesehene oder assi-
   stierte Operation anschließend in der Kliniksbibliothek theoretisch nachzuvollziehen.

4. Das PJ und das anschließende letzte Examen müssen harmonisiert
   werden. Das im Lernzielkatalog formulierte Wissenssoll sollte
   mit den Lehr- und Lernmöglichkeiten des PJ in Übereinstimmung
   gebracht werden. Lernziele zu formulieren, mit denen man sich
   während des "Praktischen" Jahres nicht auch praktisch beschäftigen kann, erscheint nicht sinnvoll. Solche Fachgebiete würden besser in den zweiten Abschnitt der Ärztlichen Prüfung
   vor Beginn des PJ vorgezogen.

Forderungen nach Abschaffung des 3. Examensabschnittes kann
ich mich unter der Priorität des Ausbildungsgrundsatzes jedoch nicht anschließen. Dies zu tun hieße, die motivierende
Wirkung eines abschließenden Examens zu übersehen. Allerdings verlangt ein solches Abschlußexamen eine sorgfältige Abstimmung mit dem PJ, will man nicht das Schwergewicht der studentischen Arbeit auch im sogenannten "Praktischen" Jahr wieder an den Arbeitstisch der Studentenbude verlagern.

5. Der Status des Studenten im PJ muß eindeutig formuliert und
   allen Beteiligten, also auch Schwestern und Pflegern, erklärt
   werden. Die Unsicherheit gegenüber dem Studenten im PJ war in
   Freiburg groß und hat die Freude an der Arbeit nach Meinung
   von 73% der Befragten deutlich beeinträchtigt. Aber vor allem
   auch im Interesse des Patienten muß eindeutig geklärt und bekannt werden, was Studenten im PJ sind, was sie dürfen, was
   sie sollen und was nicht.

Ein PJ mit einem konsequenten Konzept, das praktische Tätigkeit,
Lehre und Examen unter der Priorität der studentischen Ausbildung harmonisiert, könnte gegenüber der MA-Zeit nach unserer Auffassung eine Verbesserung darstellen. Sollte sich ein derartiges
PJ allerdings nicht verwirklichen lassen, so böte die Rückkehr
zu einem der MA-Zeit vergleichbaren Konzept mit dem Grundsatz
der "Ausbildung durch Arbeit" entscheidende Vorteile:

Insbesondere an kleineren und mittleren Krankenhäusern haben
Medizinalassistenten die Möglichkeit, in Positionen zu arbeiten,
die ihnen ein gutes Maß an vor allem praktischen Fähigkeiten vermitteln. Daß dieser Ausbildung durch Arbeit zudem ein Bedarf an
entsprechenden Arbeitskräften entspricht, der nach der Einführung des PJ anderweitig abgedeckt werden muß, erscheint als ein
weiterer Vorteil der MA-Zeit.

Zusammenfassung

Zusammenfassend bleibt festzustellen:

1. Das PJ hat seinen Anspruch, die Ausbildung gegenüber der MA-
   Zeit zu verbessern, aus Sicht der studentischen Mehrheit bisher nicht erfüllen können.

2. Als entscheidende Chance des PJ wird die konsequente Realisierung eines Konzeptes vorgeschlagen, das praktische Tätigkeit,
   Lehre und Examen mit dem Ziel einer intensiven Ausbildung im
   letzten Studienjahr aufeinander abstimmt.

3. Sollte es sich herausstellen, daß eine derartige Ausbildungs-
   konzeption des PJ an Universitäten und Lehrkrankenhäusern
   nicht realisierbar ist, wäre die Rückkehr zu einem der Medizinalassistentenzeit ähnlichen System erstrebenswert.

Prüfungsergebnisse der Chirurgie nach der neuen Approbationsordnung für Ärzte (ÄAppO)

H.-J. Kraemer

Das Thema möchte ich in drei Teilen abhandeln:

1. Generelle Anmerkungen zur schriftlichen Prüfung nach dem multiple-choice-Verfahren
2. bisherige Ergebnisse der schriftlichen Prüfung im Bereich der Chirurgie
3. Aspekte der inhaltlichen und formalen Weiterentwicklung schriftlicher Prüfungsfragen

Zu 1.

Will man ein Prüfungsverfahren kritisch unter die Lupe nehmen, so kann man dies m.E. sinnvollerweise nur dann tun, wenn man akzeptiert, daß Leistungskontrollen unverzichtbarer Bestandteil jeder qualifizierten Ausbildung sind. Für die Ausbildung zum Arzt sind vom Verordnungsgeber zwei unterschiedliche Prüfungsarten vorgesehen, die sich zeitlich über den gesamten Bereich des Medizinstudiums erstrecken. Wie Sie wissen, haben wir auf der Seite der Universität mündliche oder schriftliche Prüfungen nach dem Abschluß von Praktika und Kursen sowie die mündliche Prüfung nach dem sogenannten Internatsjahr. Auf der anderen Seite stehen die zentralen schriftlichen Prüfungen nach dem multiple-choice-Verfahren. Beide Prüfungsarten können jedoch nur dann die in sie gesetzten Erwartungen erfüllen, wenn sowohl bei den medizinischen Fakultäten als auch beim zentralen Prüfungsinstitut die Prüfungen eine echte Leistungskontrolle darstellen.

Der Grund für die Einführung einer schriftlichen Prüfung nach dem genannten Verfahren ist u.a. darin zu sehen, daß dieses Verfahren, wenn es seine Funktion als Leistungskontrolle systemgerecht ausüben soll, einige wesentliche Vorteile aufweist. Es handelt sich hierbei um die Durchführungsobjektivität, die Auswertungsobjektivität und die Interpretationsobjektivität.

Als Einwand gegen die m-c-Prüfung wird immer wieder angeführt, daß diese Art der Prüfung nur einen Teil des medizinischen Ausbildungsbereiches — nämlich den kognitiven Bereich — prüfen kann, während der sogenannte psychomotorische und der affektive Bereich — die ja gerade in der Medizin eine wichtige Rolle spielen — diesem Prüfungsverfahren nicht zugänglich seien. Hierbei wird oftmals — vielleicht aus Informationsmangel — eine Prüfung im kognitiven Bereich immer gleichgesetzt mit einem banalen Abprüfen reinen Faktenwissens. Dabei wird immer wieder übersehen, daß der kognitive Bereich nicht nur das Wissen von Fakten, sondern auch solche intellektuellen Operationen wie Anwendung, Analyse, Synthese und Bewertung umfaßt.

Für die schriftliche Prüfung im Bereich der Medizin wird manch-
mal — bei etwas einseitiger Betrachtungsweise und bei Außeracht-
lassung der Möglichkeiten, die auch oder gerade das m-c-Verfahren bieten — gesagt: Sicherlich gibt es Fächer im Medizinstudium
— vor allem im Bereich der Vorklinik — bei denen der Lernerfolg
der Studenten gut schriftlich überprüft werden kann. In der Klinik ist ein solches Verfahren aber vielleicht ungeeignet

An dieser Aussage ist richtig, daß der oben angeführte psychomotorische und affektive Bereich der Medizinerausbildung, der
ja besonders in den klinischen Disziplinen zum Tragen kommt,
schriftlich nicht geprüft werden kann. Dies ist und muß aber
eine Aufgabe der Hochschullehrer bleiben, so daß dieses Argument
keinen Einwand gegen eine schriftliche Prüfung darstellen kann.
Andererseits kann jedoch behauptet werden, daß zum Beherrschen
eines operativen Faches ein fundiertes Wissen sowie die Fähigkeit zur Analyse, Synthese und die Bewertung von Symptomen, La-
bordaten oder Röntgenbefunden von herausragender Bedeutung sind.
Diese Behauptung wird dadurch untermauert, daß sich auch die
Deutsche Gesellschaft für Chirurgie unter dem Stichwort "Kontrollierte Fortbildung in der Chirurgie" des m-c-Verfahrens bedient
(+ Landesärztekammer Rheinlandpfalz, USA und Kanada).

Wer schriftliche Prüfungen für das Studium der Medizin erarbeitet,
muß sich insoweit die generelle Frage stellen, welche Aussage
über einen Studenten die Absolvierung einer Prüfung ermöglichen
soll. Diese Aussage über den erfolgreichen Studenten könnte lau-
ten: "Er ist in der Lage, den Prozeß der naturwissenschaftlichen
und medizinischen Entscheidungsfindung durchzuführen".

Um zu dieser Aussage zu gelangen, stellt die schriftliche Prüfung
nach dem m-c-Verfahren ein geeignetes Mittel dar. Sicherlich ist
richtig, daß nicht jeder Aufgabentyp für alle Disziplinen der Medizin geeignet ist oder — anders ausgedrückt: für bestimmte Fächer müssen passende Typen von m-c-Fragen entwickelt werden. So
kann ein morphologisches Fach wie die Pathologie nur dann sinnvoll geprüft werden, wenn farbige Abbildungen makroskopischer
und mikroskopischer Präparate Bestandteil der Frage sind. Ebenso
muß es in klinischen Bereichen Aufgabentypen geben, welche — ausgehend von einer Fallsimulation — Fragen zum sinnvollen diagnostischen und therapeutischen Vorgehen gestatten. Hierbei sind
selbstverständlich Abbildungen von EKGs, Röntgenbildern oder en-
doskopischen Aufnahmen der Erkennung und Interpretation durch
den Studenten im Rahmen dieser Aufgaben zugänglich zu machen.
Das zentrale Prüfungsinstitut steht bei der Entwicklung solcher
spezifischen, auf medizinische Sachverhalte zugeschnittenen Aufgabentypen noch am Anfang. Erstmals werden solche Aufgabentypen
aber schon im März und April dieses Jahres Gegenstand der Prüfung
sein.

Ich komme nun zum zweiten Punkt meines Vortrags, nämlich den bisherigen Ergebnissen der schriftlichen Prüfung im Bereich der Chirurgie.

Wie Sie wissen, werden Fragen aus dem Bereich der Chirurgie in
drei Prüfungsabschnitten gestellt. Zum einen im Ersten Abschnitt

der Ärztlichen Prüfung unter dem Stichwort "Anamneseerhebung und
allgemeine Krankenuntersuchung", zum anderen im Zweiten Abschnitt
der Ärztlichen Prüfung unter dem Oberbegriff "Allgemeine Chirurgie" und im schriftlichen Teil des Dritten Abschnitts der Ärztlichen Prüfung unter der Bezeichnung "Spezielle Chirurgie".

Im Ersten Abschnitt der Ärztlichen Prüfung entfallen auf das Gebiet der Anamneseerhebung und allgemeinen Krankenuntersuchung
jeweils 25 - 35 Prüfungsfragen; hiervon wiederum stammen 25% aus
dem Bereich der Chirurgie. Da der Student zu diesem Zeitpunkt
die Nosologie chirurgischer Erkrankungen noch nicht beherrscht,
werden in diesem Abschnitt vor allem Fragen gestellt, welche der
Student aufgrund anatomischer Vorkenntnisse und gewisser Kenntnis der chirurgischen Propädeutik lösen kann. Zum Beispiel wird
nach der Methode zum Nachweis eines Kniegelenksergusses auf der
Grundlage anatomischer Gegebenheiten gefragt. Diese Fragen wurden im Mittel von ca. 70% der Studenten richtig beantwortet.

Der Zweite Abschnitt der Ärztlichen Prüfung ist bisher dreimal
durchgeführt worden. Wie Sie wissen, führt der Prüfungsstoffkata-
log der derzeit gültigen ÄAppO hier die Allgemeine Chirurgie auf.
In diesem Rahmen wurden Prüfungsfragen zu folgenden Sachgebieten
erstellt:

- Operationsindikation
- Begutachtung
- Wundheilung
- Infektionslehre
- Asepsis und Antisepsis
- Operationstechnik
- Spezielle Pathophysiologie
- Gerinnung, Thrombose und Embolie
- Vor- und Nachbehandlung
- Unfallheilkunde
- Schock
- Verbandslehre.

Im Mittel entfielen auf diesen Bereich bei den einzelnen Prüfungen insgesamt 35 - 40 Fragen. Im einzelnen lag eine Schwerpunktbildung bisher auf dem Gebiet der Infektionslehre, der Gerinnung,
Thrombose, Embolie, der Unfallheilkunde sowie im Schockbereich.
Die Fragen wurden im Mittel von 76% der Studenten richtig beantwortet. Zum Vergleich seien die Zahlen der Inneren Medizin angeführt, wobei anzumerken ist, daß im Gegensatz zur Chirurgie bei
der Inneren Medizin im Zweiten Abschnitt auch schon die Nosologie
geprüft wird. So wurden bei der Inneren Medizin bei den einzelnen
Prüfungsterminen 70 - 75 Aufgaben gestellt, die von ca. 69% der
Studenten richtig beantwortet wurden.

Der Dritte Abschnitt der Ärztlichen Prüfung wurde bisher erst
einmal geprüft. In diesem Prüfungsabschnitt, der ja nach dem Internatsjahr stattfindet, werden Fragen zur Speziellen Chirurgie
einschließlich Neurochirurgie sowie der Thorax-, Herz- und Gefäßchirurgie gestellt. Insgesamt wurden 60 Fragen gestellt, die von
83% der Studenten richtig beantwortet waren. Im Vergleich hierzu
wieder die Innere Medizin: Hier wurden 60 Fragen gestellt, die
von 78% der Studenten richtig beantwortet wurden.

Wenn man einen Ausblick auf die inhaltliche und formale Weiterentwicklung schriftlicher Prüfungsfragen nach dem m-c-Verfahren
geben will, dann muß zunächst erwähnt werden, daß die Novelle der
ÄAppO eine Verschiebung im Prüfungsstoff des Zweiten und Dritten
Abschnittes der Ärztlichen Prüfung mit sich bringt. Die bisher
gültige ÄAppO sieht ja — wie vorhin erwähnt — im Prüfungsstoff-
katalog für die Prüfung nach dem 2. klinischen Ausbildungsabschnitt nur die Allgemeine Chirurgie vor, während die Spezielle
Chirurgie erst nach dem Internatsjahr geprüft wird. Von allen
Seiten war an den Verordnungsgeber der Wunsch herangetragen worden, hier eine Verschiebung vorzunehmen; denn es erscheint sinn-
voller, auch die Spezielle Chirurgie nach dem Ausbildungsabschnitt zu prüfen, in dem die systematische Lehrvermittlung stattfindet, eben nach dem 2. Ausbildungsabschnitt. Die Novellierung
der Prüfungsstoffkataloge sieht jetzt vor, daß nach dem 2. ärztlichen Ausbildungsabschnitt die Allgemeine und Spezielle Chirurgie geprüft werden; nach dem 3. Ausbildungsabschnitt sollen sich
die Prüfungsfragen vor allem auf differentialdiagnostische und
anwendungsbezogene Bereiche erstrecken.

Gerade von seiten der Chirurgen wird oftmals beklagt, daß die
anatomischen Kenntnisse der Studenten mangelhaft seien. Dies ist
wohl nicht zuletzt darauf zurückzuführen, daß einmal die Ausbildungszeit in der Vorklinik verkürzt worden ist und daß die Kenntnis in der Anatomie bisher vor allem in der Ärztlichen Vorprüfung
kontrolliert wurde. Die Novellierung der Prüfungsstoffkataloge
der ÄAppO bietet nun die Möglichkeit, die Anatomie — insbesondere
unter topographischen Gesichtspunkten — auch im 2. Abschnitt der
Ärztlichen Prüfung zu prüfen. Und wer die hervorragenden Aufnahmen aus dem "Photographischen Atlas der Anatomie des Menschen"
von McMinn und Hutchings kennt, wird mir zustimmen, daß mit Hilfe
ähnlichen Bildmaterials eine Prüfung topographisch-anatomischer
Kenntnisse auch in einer schriftlichen Prüfung in ausgezeichneter Weise möglich ist.

Wie schon erwähnt, wird es eine der wichtigsten Aufgaben des
IMPP sein, weitere fächerspezifische Fragentypen für die Prüfungen zu entwickeln. Dabei möchte ich noch darauf hinweisen, daß
das zentrale Prüfungsinstitut selbstverständlich nicht nur mit
Fragen arbeitet, die von ernannten Sachverständigen erstellt worden sind, sondern dankbar dafür ist, wenn sich eine möglichst
große Anzahl von Hochschullehrern an der Fragenerstellung beteiligt.

Zum Abschluß möchte ich noch ganz kurz auf einen Punkt eingehen,
der vielleicht mit dem Schlagwort "Niveaudiskussion" umschrieben
werden kann. Ich möchte hier nicht das Problem der anwachsenden
Studentenzahlen ansprechen. Ich glaube aber, daß das Niveau einer
Ausbildung u.a. am Ende davon bestimmt wird, welche Erfolgskon-
trollen eingesetzt werden,

- wenn die eingangs erwähnten beiden Prüfungsarten von den damit
  beauftragten Institutionen und Personen mit der Absicht einer
  echten Leistungskontrolle durchgeführt werden,
- wenn auch bei der Scheinvergabe nach Praktika und Kursen dem
  Wort "mit Erfolg" mehr Beachtung geschenkt wird,

dann könnte sichergestellt sein, daß auch in Zukunft Ärzte ausgebildet werden, welche die an sie gestellten Anforderungen erfüllen können. Eine Verstärkung des mündlichen und praktischen
Elements in Ausbildung und Prüfung wäre zur Erreichung dieses
Zieles hilfreich!

Reformatio in peius – was nun?

Walter Bachmann

Im Grunde kann niemand mehr ernstlich bestreiten, daß die Qualität unserer Medizinerausbildung einen bisher nicht gekannten
Tiefstand erreicht hat und vermutlich noch weiter absinken wird.

Haupt- aber keineswegs Alleinursache dieser beklagenswerten Entwicklung ist das zeitliche Zusammentreffen

- der enorm gewachsenen und noch steigenden Studentenzahlen —
  letzte Konsequenz einer utopischen Bildungspolitik, neuerlich
  gepaart mit einer vielfach außerhalb der Realität operierenden
  Rechtsprechung mit
- der am 1. 10. 1972 in Kraft getretenen Approbationsordnung für
  Ärzte (ÄAppO).

Diese Koinzidenz hat die Startbedingungen der gutgemeinten,
seinerzeit als echtes Reformwerk begrüßten ÄAppO von vornherein
extrem verschlechtert, ganz abgesehen davon, daß sich die großen
Studentenzahlen nach dem alten, in seinen Grundzügen schon in
der Kriegs- und Nachkriegszeit unter härtesten Bedingungen be-
währten Recht, der Bestallungsordnung für Ärzte (BestOÖ), zweifellos wesentlich leichter bewältigen ließen.

Dessen ungeachtet hat sich inzwischen aber gezeigt, daß die
ÄAppO auch aus strukturellen Gründen nicht nur keine Reform in
des Wortes positiver Bedeutung bringen konnte, vielmehr genau
das Gegenteil ihrer ursprünglichen Zielsetzung bewirkt hat:

Anstatt zu größerer Praxisbezogenheit hat sie zu Theorielastig-
keit und zur Überwertung rein kognitiver Fähigkeiten geführt.
Als zwangsläufige Nebenprodukte hat sie ein Mehr an Bürokratie
und eine gigantische Prüfungsmaschinerie mit den weiteren Folgen
schwindender Transparenz und wachsender Anonymisierung hervorge-
bracht. Schuld daran sind vor allem die wenig kritische Übernahme
auf unsere Verhältnisse nicht übertragbarer angelsächsischer
Ausbildungs- und Prüfungselemente und das politische Bestreben,
ideologisch motivierten Forderungen nach mehr Chancengleichheit,
Objektivität und Transparenz im Prüfungsverfahren im Übermaß
Rechnung zu tragen.

Angesichts der klar zu erkennenden negativen Entwicklung habe ich
mich schon im Herbst 1974 u.a. folgendermaßen geäußert:

- Die ÄAppO als Ganzes ist in fachlicher Hinsicht höchst anfechtbar, perso-
  nell und materiell unverhältnismäßig aufwendig und verwaltungstechnisch
  sehr störanfällig. Sie bringt bei kritischer Betrachtung keinerlei Verän-
  derungsnutzen. Der enorme finanzielle Mehraufwand, den sie zwangsläufig
  nach sich zieht, ist also nicht vertretbar.

- Es war insbesondere unrichtig, seinerzeit die bisher übliche individuelle
  mündlich-praktische Prüfung auf dem Altar einer nur scheinbar größeren
  Objektivität, Durchsichtigkeit und Chancengleichheit zu opfern.
- Das jetzt obligatorische Prüfungsverfahren ist der praktischen Medizin so
  wesensfremd, daß es schon deshalb zwangsläufig entscheidende Bereiche an
  sich prüfbaren Wissens und ärztlichen Verhaltens (vor allem die Fähigkeit,
  das Erlernte in die Praxis umzusetzen) ungeprüft lassen muß. Die Schein-
  pflicht der ÄAppO und die mündliche Prüfung im Dritten Abschnitt der Ärztlichen Prüfung kompensieren diesen Mangel nicht.
- Das Lernverhalten der Studenten wird dementsprechend im Sinne mechanischen
  Auswendiglernens negativ beeinflußt. Das faktische Diktat der Gegenstands-
  kataloge und der als zutreffend anerkannten Antworten wird, allen gegen-
  teiligen Beteuerungen zum Trotz, zu einer Gleichschaltung der medizinischen
  Ausbildungsstätten führen und damit grob in die Freiheit der Lehre eingrei-
  fen.
- Die Bestimmungen über das Bestehen bzw. Nichtbestehen der Prüfungen werden
  auf die Dauer zu einer von den Studenten steuerbaren Nivellierung nach unten führen.

Dem wäre insoweit nichts hinzuzufügen. Ergänzend ist zu sagen:
Die operativen und morphologischen Fächer sind besonders schlecht
weggekommen. Sie haben bei der Neuverteilung des Stoffes die
stärksten Einbußen erlitten (Tabelle 1) — von der Nichterfaßbar-
keit gerade morphologisch-operativer Zusammenhänge durch das obligate m-c-Prüfungsverfahren ganz zu schweigen.

In diesem Zusammenhang sollte auch die ihren Ausdruck im Ruf nach
obligater Unterrichtung in kleinen Gruppen findende modische Fik-
tion der Überlegenheit eines (falsch verstandenen) "bedside-
teachings" wenn schon nicht aus Überzeugung, so doch mit Rücksicht
auf die Patientenbelastung und die wachsende Hospitalismusgefähr-
dung kritisch überprüft werden. Leider sind Untersuchungen zu
diesem Problemkreis noch selten (Tabelle 2).

Eine stärkere Inanspruchnahme außeruniversitärer Lehrkrankenhäuser könnte
hier vielleicht mildernd wirken, schüfe aber vermutlich bisher nicht geahnte
neue Probleme.

Tabelle 1. Prozentualer Anteil der einzelnen Fächergruppen an den Pflichtlehr-
veranstaltungen nach der BestOÄ (klin. Studienabschnitt) und der ÄAppO (1. u.
2. klin. Studienabschnitt) berechnet nach dem Lehrangebot der LMU München in
den WS. 1972/73 und 1977/78

	Morphologie	Ökologie	op. Fächer (dav. Chirurgie)	kons. Fächer	Sonstiges
BestOÄ	16,5	12,5	32,8 (10,9)	26,5	11,7
ÄAppO	15,0	10,8	25,2 (7,0)	30,0	19,0

Tabelle 2. Patientenbelastung (ausgewählte Diagnosen) durch den Unterricht
in allen drei klinischen Studienabschnitten nach Berechnung der Medizinischen
und Chirurgischen Klinik der Universität Würzburg vom Januar 1976 (Bezugsjahr
1974)

Innere Medizin		Chirurgie	
Diagnose	Studenten pro Patient	Diagnose	Studenten pro Patient
Leukämie	74	Schilddrüse	12
Leber	16	Mamma	28
Vitien	18	Leistenhernie	16
Infarkt	6	Cholezystektomie	8
Bronchial-Ca	30	Appendix	8
Asthma bronch.	34	Rektum	92
Chron. Pyelonephr.	46	Kolon	40
Diabetes mell.	22	Proktologie insges.	14

Die ersten Erfahrungen mit der mündlichen Prüfung im Dritten Abschnitt der Ärztlichen Prüfung im Herbst 1977 — ich habe an neun Terminen ganz, an fünf weiteren temporär teilgenommen — haben, obwohl es sich bei den Prüflingen um eine gewisse Elite gehandelt hat, die Befürchtungen bestätigt. Besonders bescheiden waren die Leistungen auf dem Gebiet der chirurgischen Notfälle und der Traumatologie! Das Wissen und Können der Prüflinge war sicher nicht besser, eher schlechter als das bei den Prüfungen nach der BestOÄ gezeigte, wobei nicht vergessen werden darf, daß die Kandidaten im Gegensatz zu früher jetzt unmittelbar nach Bestehen der Prüfung Anspruch auf die zur uneingeschränkten Ausübung des ärztlichen Berufs berechtigende Approbation haben, sich also, zumindest de jure, auch sofort niederlassen können.

Die an dieser von zahlreichen Autoren vorhergesehenen Entwicklung geübte Kritik ist keinesfalls — wie oft behauptet — nur negativ oder gar böswillig gewesen. Vielmehr sind, z.B. in der von tiefer Sorge um die Zukunft getragenen "Heidelberger Denkschrift", durchaus praktikable Wege zu einer Verbesserung der Situation aufgezeigt worden. Denn eines steht fest:
Die Qualität der Ausbildung muß im Interesse der künftigen ärztlichen Versorgung der Bevölkerung ebenso wie des Ansehens der deutschen Medizin durch entsprechende Änderungen der Bundesärzteordnung (BÄO) und der ÄAppO kurz- bis mittelfristig wenigstens wieder auf den alten Stand gebracht, nach Möglichkeit sogar verbessert werden.

Die in diesen Tagen verkündigte Zweite Verordnung zur Änderung der ÄAppO zeigt neben einigen im Grunde nutzlosen oder halbherzigen Regelungen eine ganze Reihe materiell durchaus positiver Aspekte:

- Verlängerung der Pflichtfamulatur auf 4 Monate mit Wiederzulassung einer Krankenhausfamulatur

- Anhebung der unteren Schwelle für das Bestehen der schriftlichen Prüfungen auf 60% richtig beantworteter Fragen pro Prüfung
- Erhöhung der Zahl der Prüfungsfragen im Stoffgebiet III (Biolo-
  gie-Anatomie) der Ärztlichen Vorprüfung um 20 auf 100
- Möglichkeit, den Besuch systematischen Unterrichts zur Pflicht
  zu machen
- Verringerung des schriftlichen Anteils im Dritten Abschnitt
  der Ärztlichen Prüfung

Diese zweifellosen, in ihrer Mehrzahl aus der Heidelberger Denkschrift sich herleitenden Verbesserungen reichen freilich nicht
entfernt aus. Vielmehr muß für kommende Rechtsänderungen gefordert werden:

- Einführung obligatorischer, dezentraler mündlich-praktischer
  Prüfungen in allen morphologischen und klinisch-praktischen
  Fächern
- dementsprechender Abbau der zentralen schriftlichen Anteile
  der Ärztlichen Vorprüfung und des 1. und 2. Abschnittes der
  Ärztlichen Prüfung
- völlige Streichung der schriftlichen Prüfung im 3. Abschnitt
  der Ärtzlichen Prüfung
- Einführung einer Pflichtassistentenzeit von mindestens einem
  Jahr Dauer, während der der angehende Arzt die noch fehlenden
  praktischen Kenntnisse und Fähigkeiten in dosiert eigenverant-
  wortlicher Arbeit erwerben bzw. ausbauen kann.

Wenn diese Forderungen erfüllt sind, könnte die Qualität der
Ausbildung den Status quo ante wieder erreichen, ja ihn wahr-
scheinlich sogar etwas übertreffen.

Wir sind also Zeugen einer typischen Reformatio in peius gewor-
den, die jetzt durch symptomatische Behandlung mühsam wieder
kompensiert werden muß, wobei der Erfolg dieser Bemühungen angesichts zahlreicher hartnäckiger Widerstände mit Zurückhaltung
zu beurteilen ist.

Nun ergeben sich aber in jüngster Zeit völlig neue Gesichtspunkte:
Es kristallisiert sich die klare Erkenntnis heraus, daß die ÄAppO
selbst dann keine echte Reform der Medizinerausbildung gebracht
hätte, wenn das Experiment (was trotz seiner strukturellen Mängel bei kleinbleibenden Studentenzahlen durchaus hätte der Fall
sein können) gelungen wäre. Letzten Endes retrospektiv orientiert
ist sie nämlich im Grunde nichts als eine Überperfektionierung
ihrer im positivistischen Gedankengut des späten 19. Jahrhunderts
wurzelnden Vorgängerinnen und Opfer einer Fehleinschätzung des
Wertes rein additiver Mehrung kognitiven Wissens. Darauf hat besonders eindrucksvoll SEIDLER hingewiesen [17].
Deshalb gilt es, zweigleisig zu fahren: Einerseits muß dringend
versucht werden, in der oben geschilderten Weise weiter an den
Symptomen zu kurieren, andererseits ist es notwendig, parallel
zu diesen Bemühungen eine in Form und Inhalt mehr anthropozentrisch orientierte Ausbildung zu entwickeln, die zu gegebener
Zeit (etwa 1990) an die Stelle der überholten zu treten hätte.

Dies kann ohne vorherige Erarbeitung wissenschaftlicher Grundlagen und ohne Experimente nicht gelingen. Dazu bedarf es vor-

dringlich einer, von der ÄAppO abweichende versuchsweise durchgeführte Ausbildungsmodelle unter bestimmten Umständen als voll-
wertige Ausbildung anerkennenden, "Experimentierklausel" in der
BÄO, weil die gegenwärtigen Vorschriften ein auch noch so gerin-
ges Abweichen von der geltenden überperfektionistischen Regelung
nicht zulassen und deshalb an solch einem Experiment beteiligte
Studenten die Prüfungen nach allen Einzelheiten der ÄAppO abzulegen und die dort vorgeschriebenen Zulassungsvoraussetzungen
zu erfüllen hätten. Das aber wäre weder zumutbar noch sinnvoll,
würde vielmehr alle Versuche a priori ad absurdum führen.

Neue Strukturen zeichnen sich andeutungsweise schon ab: So hat
z.B. ARNOLD [2] einschlägige Gedanken entwickelt, auch im Ausland
(Beer Sheva, Maastricht) entstehen Modelle. Ich selbst neige zu
folgenden Vorstellungen (Abb. 1):

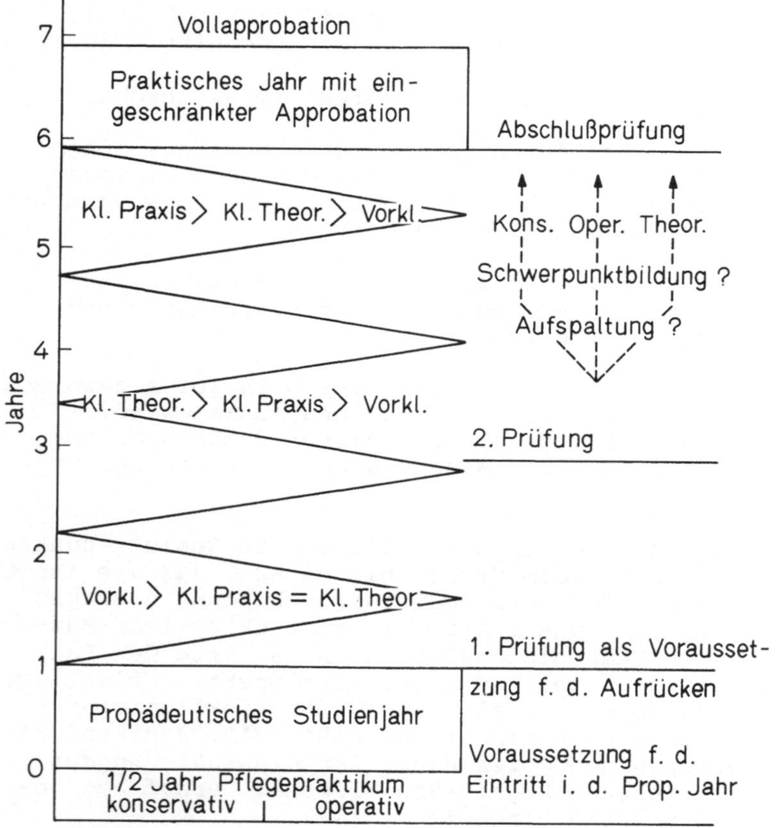

Abb. 1. Ausbildungsmodell mit propädeutischem Studienjahr und Serpentinkurrikulum

Dem eigentlichen Studium sind 1/2 Jahr qualifizierten Pflege-
praktikums und ein Propädeutisches Jahr vorgeschaltet. Dieses
führt in intensiver Form in die geistigen Grundlagen der Medizin,
vor allem die Medizingeschichte, in Problematik und Methodik der
wissenschaftlichen und praktischen Medizin und in die allgemeine
Denklehre ein; es vermittelt daneben in geringerem Umfang auch
schon konkrete medizinische Grundkenntnisse, z.B. in Anatomie,
Erster Hilfe und einfacheren diagnostisch-medizinischen Techni-
ken. Das Bestehen der abschließenden Prüfung qualifiziert zum
Aufstieg in das eigentliche Studium. Das Propädeutische Jahr
wird in diesem Falle als 1. Studienjahr angerechnet.
Das 2. bis 6. Studienjahr findet in Form eines Spiral- oder besser Serpentinkurrikulums statt, d.h.:

- die herkömmliche Trennung zwischen Vorklinik und Klinik
  entfällt
- Vorkliniker, Kliniker und klinische Theoretiker unterrichten
  mit wechselnder Gewichtung wiederholt zum gleichen Thema
  parallel bzw. im Block
- der vorklinische Anteil nimmt, je weiter sich die Serpentine
  nach oben windet ab, der klinische zu.

Eine Ausbildung diesen Musters konfrontiert den jungen Mediziner
von Anfang an mit der Medizin als solcher, führt ihn frühzeitig
zum Kranken und trägt damit entscheidend zu seiner Motivation
bei. Hinzu kommt, daß das Propädeutische Jahr mit seiner zur Aufnahme des eigentlichen Studiums erst qualifizierenden Abschluß-
prüfung eine echte Möglichkeit der Auslese wirklich Geeigneter
bietet, was auch dann noch von Nutzen ist, wenn sich die Studentenzahlen wieder verringert haben.
Nach Bestehen der abschließenden Prüfung am Ende des 6. Studienjahres erhält der angehende Arzt eine ihn an Krankenhäuser,
wissenschaftliche Institute usw. bindende Teilapprobation, der
erst später die Vollapprobation folgt. Alle Prüfungen finden
selbstverständlich dezentral statt. Famulaturen und andere Praktika lassen sich in ein Serpentinkurrikulum mühelos einbauen.

Ob schon während des Studiums eine Spezialisierung oder wenigstens eine
Schwerpunktbildung in konservativer, operativer oder theoretischer Medizin
erfolgen soll, müßte sehr sorgsam überlegt werden: vieles spricht dafür,
fast mehr noch dagegen.

Welche Inhalte die Ausbildung im einzelnen zu bekommen hätte,
ist heute noch nicht zu sagen. Hierzu müßte als erster Schritt
eine exakte Analyse typischer ärztlicher Tätigkeiten und Berufs-
ausübungsformen erarbeitet und die sich daraus ergebenden — möglicherweise recht unterschiedlichen — Ausbildungsbedürfnisse auf
einen praktikablen gemeinsamen Nenner gebracht werden. Dieser
hätte den Rahmen des innerhalb des Kurrikulums zu vermittelnden,
abprüfbaren Wissens und Könnens abzugeben — wobei, das muß gerade im Hinblick auf die negativen Erfahrungen mit der ÄAppO schon
jetzt mit allem Nachdruck betont werden, viel weniger auf Wissens-
addition als vielmehr auf vertieftes Grundwissen und auf Verständnis Wert zu legen sein wird.

Zusammenfassung

Es wurden wesentliche strukturelle Mängel der derzeitigen Medizinerausbildung aufgezeigt und Vorschläge zu ihrer kurz- bis mittelfristigen Verbesserung gemacht.
Als Fernziel ist der Ersatz der gegenwärtig geltenden Rechtsvorschriften durch eine anthropozentrisch orientierte Ausbildungsordnung ins Auge zu fassen, mit deren Erarbeitung umgehend begonnen werden muß, damit sie etwa 1990 ausgereift und einführungsbereit ist.
Es bedarf dazu einer Phase vorbereitender Experimente. Der dafür unerläßliche rechtliche Freiraum kann nur durch die Einführung einer "Experimentierklausel" in die Bundesärzteordnung geschaffen werden.
Als Lösungsmodell wird eine Ausbildung, deren Kernstück ein auf einem qualifizierten Pflegepraktikum und einem erfolgreich abgeschlossenen Propädeutischen Jahr aufbauendes Serpentinkurrikulum ist, vorgeschlagen. Der im Rahmen des Kurrikulums zu vermittelnde Lehrstoff-ausschließlich des bereits jetzt kurzfristig zu konzipierende Propädeutischen Jahres — kann in Einzelheiten erst nach sorgfältiger Analyse typischer ärztlicher Tätigkeiten näher erörtert werden. Die Ausführungen stellen die persönliche Meinung des Verfassers dar und haben keinen offiziellen Charakter.

Literatur

1. ALKEN, C.E.: Lehrfreiheit und Freiheit der Lehre in der Medizin. Dt. Ärztebl. *6*, S.313 (1976)
2. ALKEN, C.E.: Krise in der Medizin? Dt. Ärztebl. *52*, S.3031 (1977)
3. ARNOLD, M.: Die Medizinerausbildung. Bonn: Hartmannbund 1977
4. BACHMANN, W.: Thesen zur Approbationsordnung für Ärzte. Ärztebl. Baden-Württemberg *1*, S.21 (1975)
5. FÖRSTER, H.: Die Mediziner-"Streiks" zielen auf Statusveränderung des Studenten. Dt. Ärztebl. *1*, S.25 (1978)
6. GLEES, P.: "Multiple choice" muß durch mündliche Prüfungen ergänzt werden. Dt. Ärztebl. *46*, S.2972 (1976)
7. HARTMANN, F., GESZTES, T., WIJNEN, W.H.F.W.: Brauchen wir praktischere Ärzte? Modelle und Leitlinien praxisbezogener Ausbildung. Protokoll Nr. 131/1977 der Evangelischen Akademie Hofgeismar
8. HECKER, W.C.: Zur praktischen Ausbildung der Medizinstudenten nach der neuen Approbationsordnung. Münchner Ärztliche Anzeigen *3*, S.8 (1978)
9. HOPPE, J.-D.: Die praxisnahe Ausbildung zum Arzt ist gefährdet. Dt. Ärztebl. *22*, S.1460 (1977)
10. HORNSTEIN, O.P.: Das Dilemma des klinischen Gruppenunterrichts. Dt. med. Wochenschr. *49*, S.2545 (1975)
11. JACOB, W.: Die Approbationsordnung für Ärzte - Eine Illusion? Ärztebl. Baden-Württemberg *1*, S.16 (1976)
12. JACOB, W.: Heidelberger Denkschrift zur Approbationsordnung für Ärzte. Ärztebl. Baden-Württemberg *2*, S.77 (1976)
13. JACOB, W.: Hat der zukünftige Arzt genügend praktische Fähigkeiten? Hochschulpolitische Informationen *16*, S.12 (1976)
14. KEPPLER, H., AUTERHOFF, H., UNBEHAUN, T., WANDEL, G., KREAEMER, H.-J.: Das Multiple-choice-Verfahren und seine Durchführung in der Kritik. Pharmaz. Zeit. *22*, S.804, *30*, S.1113 (1976)

15. KRAEMER, H.-J.: Kritik an der Bestehensregel der Approbationsordnung für
    Ärzte. Dt. Ärztebl. *4*, S.188 (1978)
16. PRYWES, M.: Merging medical education and medical care. Am. Hosp. **Ass.**
    2, (1973)
17. SCHETTLER, G.: Ausbildungsdilemma: Stoppt die Vorschulung des Medizin-
    Studiums! Münchn. med. Wochenschr. *5*, S.118 (1978)
18. SCHIPPERGES, H.: Die Approbationsordnung für Ärzte: Erfahrungen mit der
    neuen Approbationsordnung. Ärztebl. Baden-Württemberg *2*, S.41 (1975)
19. SEGALL, A., PRYWES, M., BENOR, D.E., SUSSKIND, O.: The Ben-Gurion Uni-
    versity Medical School - An Interim Perspective Beer Sheva 1977
20. SEIDLER, E.: Was ist ein Arzt? Vortrag in der Evangelischen Akademie
    Tutzing am 13.01.1978
21. STEINHAUSEN, M.: Plädoyer für das mündliche Physikum. Ärztliche Praxis
    15, (1978)

Erfahrungen mit dem auswärtigen klinischen Unterricht

Berner Studienreform – Erfahrungen mit dem Blocksystem

R. Berchtold

In der Schweiz schreibt die Bundesbehörde die medizinische Prüfungsordnung für alle Fakultäten des Landes vor. Sie ist auch zuständig für den Landesrahmen der medizinischen Studienplanung,
die 2 Jahre Vorklinik, 1 Jahr Grundfächerausbildung, 2 Jahre klinische Ausbildung und 1 Jahr Wahlstudien umfaßt. Hingegen sind
die fünf medizinischen Fakultäten der Schweiz während der derzeitigen Experimentierphase der Studienreform frei in der Gestaltung der medizinischen Ausbildung innerhalb der 4 Studienabschnitte.

Seit 1973 erfolgt in Bern die klinische Ausbildung blockweise.
Ausgenommen von täglichen Falldemonstrationen aller medizinischen
Disziplinen wird im einzelnen Block nur ein einziges Fach unterrichtet. Der Chirurgieblock dauert 6 Wochen. Während dieser Zeit
sind 6 - 8 Studenten in eine chirurgische Klinik integriert, die
ihre Blockperiode frei programmieren kann. Allerdings haben sich
die Chefärzte aller chirurgischen Kliniken, auch der Spezialkliniken, auf ein Rahmenprogramm geeinigt, das gemeinsame Fallbesprechungen, Seminarien und Patientenvorstellungen durch die
Blockstudenten enthält.

Ziele des Blocksystems

Chirurgische Grundausbildung mit formulierten Lernzielen.
Vermittlung von diagnostischen und therapeutischen Fertigkeiten.
Problemorientiertes Lernen am Patienten.
Verhalten gegenüber dem Patienten.

Die medizinische Grundausbildung mit formulierten Lernzielen ist
eine moderne Forderung an jedes Unterrichtssystem. Dagegen ist
die Vermittlung von diagnostischen und therapeutischen Fertigkei-
ten eher ein blockspezifisches, aber schwer erreichbares Ziel.
Der Student soll aus der Konfrontation mit den medizinischen
Problemen des Patienten lernen und sein Verhalten gegenüber dem
Patienten in psychischer und sozialer Hinsicht üben.
Das Blocksystem verzichtet somit weitgehend auf die herkömmliche
Magistralvorlesung, die als Ingebriff des "Papageienschul-Prin-
zips" apostrophiert wird. Also bleibt der Hörsaal geschlossen.
Der Unterricht soll vorwiegend am Bett des Patienten stattfinden.

Vorteile des Blocksystems

Veränderungen der Lernumwelten.
Zugang zu spezifisch ärztlichen Fähigkeiten und Verhaltensweisen.

Vermehrter Patientenkontakt.
Lehrer-Schüler-Interaktion.

Die Integration des Studenten in den Dienstleistungsbetrieb der
Klinik begünstigt das Lernen durch Erfahrung, Handeln und Fehler.
Die Lerninhalte lassen sich mit Merkmalen der Situation, d.h.
veränderten Lernumwelten verknüpfen. Damit ist auch der vermehrte Kontakt mit dem Patienten verbunden. Am Krankenbett und bei
ärztlichen Besprechungen mit den Studenten mag auch die Lehrer-
Schüler-Interaktion persönlicher sein, im Sinne von G.E. MILLER:
"the goal of education is learning and not teaching."

Nachteile des Blocksystems

Unökonomischer Einsatz des Lehrkörpers.
Kompetente Lehrebene auf unkompetente verschoben.
Unökonomische Belastung und Verwertung des Patientengutes.
Patientenkontakt ohne Verantwortung.

Der unökonomische Einsatz des Lehrkörpers bezieht sich besonders
darauf, daß viele Lerninhalte ebenso gut und wirksam einem größeren Kollektiv vermittelt werden können, als nur einer kleinen
Gruppe. Letzteres führt zu dauernden Wiederholungen und zur Ab-
stumpfung der Lehranstrengung. Im klinikintegrierten Unterricht
ist der Assistent der Betreuer oder Tutor des Studenten. Der junge Assistent ist oft überfordert und meist für die Tutorfunktion
unmotiviert. Dadurch wird die Lehrebene in der relativ kurzen
und einmaligen Ausbildungszeit in Chirurgie von der kompetenten
auf die unkompetente verschoben.
Die unökonomische Belastung und Verwertung des Patientengutes
besteht darin, daß der typische Krankheitsfall oder der instruk-
tive Notfall nur wenigen Studenten zugänglich ist oder mehrmals
kleineren Gruppen vorgestellt werden muß.

Für den jungen Studenten ist der Lerneffekt des Patientenkon-
taktes nicht zu hoch einzuschätzen. Ohne entsprechende Ausbildung und ohne Anstellungsverhältnis ist sein Verantwortungsbe-
wußtsein gegenüber dem Patienten naturgemäß gering.

Die Schwierigkeiten des Blocksystems

Konkurrenzsituation zwischen Ausbildung und Weiterbildung.
Ungleiches Engagement der Studenten.
Spezialchirurgie — Operationsbetrieb.
Administrativer Aufwand.

Es besteht kein Zweifel, daß bei jedem Unterrichtssystem Schwierigkeiten zu überwinden sind. Die hier angeführten Schwierigkeiten sind unseres Erachtens blockspezifisch, weil sie wesentliche
Ursachen für das Mißverhältnis zwischen Aufwand und Rendement des
Blocksystems sind.

Die den Assistenten aufgebürdete Tutorenfunktion führt zu einer
Konkurrenzsituation zwischen Studentenausbildung und Assisten-
tenweiterbildung. Die Intensivierung der postgraduate Weiterbil-

dung ist heute eine ebenso dringliche Forderung wie die Studienreform.
Der Lerneffekt jeden Systems geht parallel mit dem Engagement
der Studenten. Je mehr Kontakt mit dem Patienten und mit dem
Tutor gefordert wird, desto unerläßlicher sind die Präsenz und
der Einsatz des Studenten von morgens bis abends. Passivität und
studentische Freiheit machen das Blocksystem wertlos. Nach unserer bisherigen Erfahrung mit dem Blocksystem ist das Engagement der Studenten — trotz immer wiederkehrender Ermahnung — sehr
unterschiedlich.
Es gibt zwei für die chirurgische Ausbildung im Blocksystem spe-
zifische Handicaps: Der tägliche Betrieb im Operationssaal und
das Verbringen der Blockperiode in einer chirurgischen Spezialklinik. Der Lerneffekt am Operationstisch kann nur beschränkt
sein. Die Blockzeit in der Spezialklinik erschwert das Erreichen
allgemeinchirurgischer Lernziele.

In administrativer und logistischer Hinsicht stellt das Blocksystem große Ansprüche an seine Organisatoren, damit die Block-
perioden nicht durch wochenlange Zwischenpausen ohne Lernziele
aufgesplittert werden.

Zusammenfassung

Unsere bisherige Erfahrung beruht seit 1973 auf über 30 Block-
perioden an der viszeral- und allgemeinchirurgischen Klinik.
Wir müssen erkennen, daß gegenüber den Vorteilen des Blocksystems die Nachteile und Schwierigkeiten überwiegen und den chirurgischen Klinikbetrieb belasten. Der Vergleich der Resultate
der bisherigen multiple-choice-Prüfungen, die für alle Fakultäten unseres Landes identisch sind und zur selben Zeit stattfinden, zeigte keinen wesentlichen Unterschied zwischen den einzelnen Fakultäten. Allerdings läßt das kaum eine Bewertung des
Blocksystems zu, da die multiple-choice-Prüfung die blockspezi-
fischen Lerninhalte wenig erfaßt.

Das Überwiegen der Nachteile und Schwierigkeiten des Blocksystems veranlaßt uns Berner Chirurgen für die chirurgische Grundausbildung mit formulierten Lernzielen zu fordern:

1. Rückkehr zum rationelleren Unterricht im Hörsaal mit täglichen
   Patientendemonstrationen während des 4. und 5. Ausbildungs-
   jahres.
2. Chirurgisches Praktikum von 3 Monaten im letzten Ausbildungs-
   jahr zur Aneigung der Fertigkeiten und Verhaltensweisen.

Erfahrungen mit dem klinischen Unterricht in der Schweiz

U.F. Gruber

Es ist leider unmöglich, über Erfahrungen im klinischen Unterricht in der Schweiz im allgemeinen zu sprechen. An jeder unserer Universitäten wird zur Zeit experimentiert, wie Herr BERCHTOLD darlegt. Eine vergleichende Auswertung der Erfahrungen liegt aber nicht vor. Was folgt bezieht sich deshalb auf meine persönlichen Eindrücke aus Basel seit 1967.

Ich bin der Überzeugung, daß praktisch nichts auf dem Gebiet der Studienreform grundsätzlich neu ist. BILLROTH schreibt in seinem Buch "Über das Lehren und Lernen der Medizinischen Wissenschaften: Es wäre wünschenswert, daß die Fakultäten ihre Studienordnung alle 5 Jahre einer Revision unterziehen" (zit. in 7). Ich möchte betonen, daß er *nicht* gesagt hat, man soll alle 5 Jahre alles auf den Kopf stellen:

Wir irren uns also, wenn wir glauben, die Problematik der Studienreform sei ein Kind des 20. Jahrhunderts. Es gibt sogar Gründe zur Annahme, daß sie fast so alt ist wie das Medizinstudium selbst [5]. Neu sind immerhin das Interesse und die Intensität, mit der heute in allen möglichen Gremien hierüber diskutiert wird. Was muß ein zukünftiger Arzt wissen und können, wie soll er ausgebildet werden, damit er seine Patienten richtig beraten und behandeln kann und den Ansprüchen unserer Gesellschaft gerecht wird (Abb. 1)? Inwieweit ist unser Unterricht noch adäquat? Welche überlieferten Vorstellungen gilt es über Bord zu werfen? Das sind einige Fragen, die nicht nur Studenten, Professoren und praktizierende Ärzte, sondern unsere ganze Gesellschaft interessieren, denn beim Ärztestand liegt die Verantwortung für die Gesunderhaltung unserer Bevölkerung. Das medizinische Wissen hat einen gewaltigen Umfang angenommen. QUINCKE sagte bereits 1891: "Die Gehirnkapazität des Durchschnittsstudenten ist in den letzten 50 Jahren sicher nicht im gleichen Maße gewachsen wie die Masse des wissenschaftlichen Stoffes in der Medizin" (zit. in 7, Abb. 2). Solche und viele andere grundlegende Aussagen gelten nach wie vor.

Wie wir kurz zeigen möchten, sind wir in Basel relativ konservativ. Wir gehen von folgenden Überlegungen aus:

1. Das bisherige Ausbildungssystem war vielleicht gar nicht so schlecht. Es hat mindestens zu akzeptablen Resultaten geführt. Solche stellen z.B. alle an diesem Symposium Anwesenden dar [6]. Man ändere also nur das, was erwiesenermaßen schlecht ist. Niemand, aber auch gar niemand, hat nämlich bis heute bewiesen, daß wegen der Reformen, die von Lernpädagogen und anderen Theoretikern in den letzten 20 Jahren eingeführt wurden, bessere Ärzte ausgebildet werden. Kürzlich wurde publi-

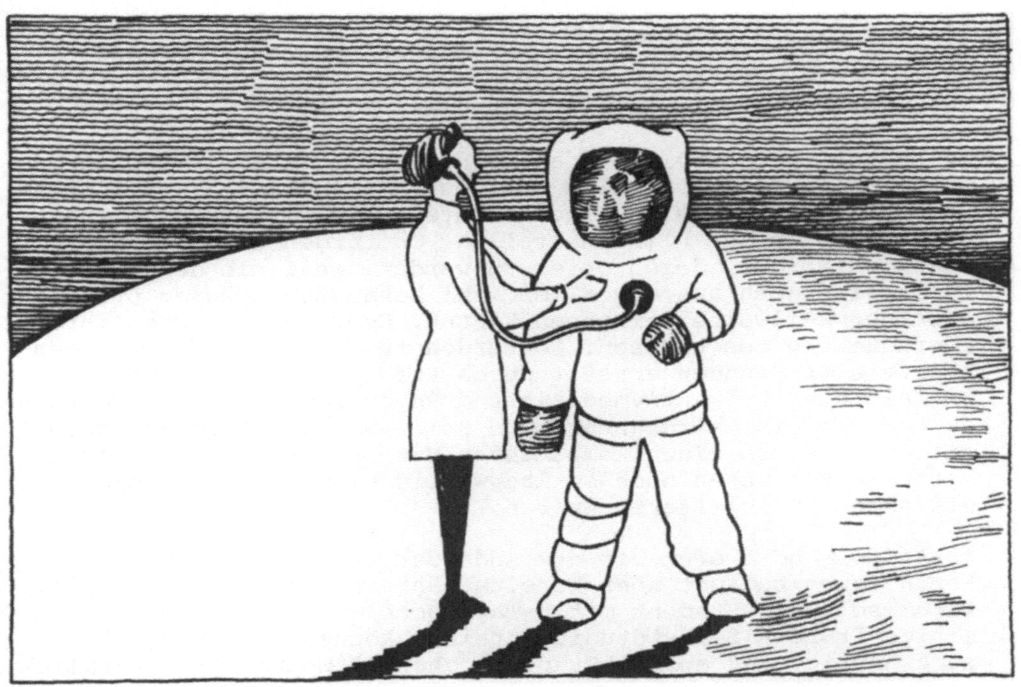

Abb. 1. Was muß ein zukünftiger Arzt wissen und können, damit er den Ansprüchen unserer Gesellschaft gerecht wird

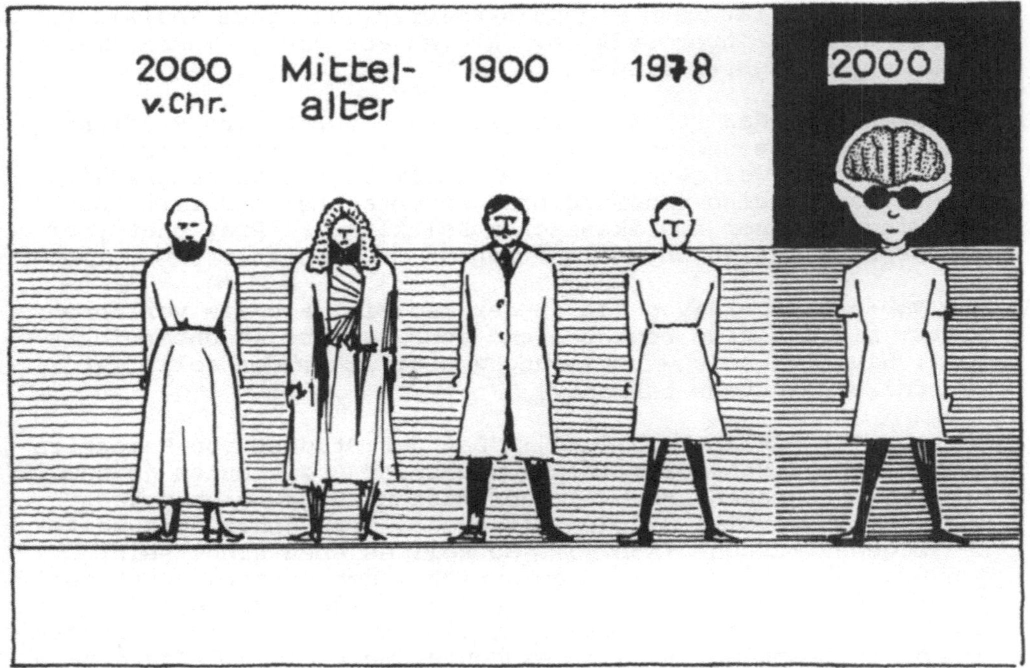

Abb. 2. Die Gehirnkapazität des Durchschnittsstudenten ist nicht im gleichen Maße gewachsen wie die Masse des wissenschaftlichen Stoffes (QUINCKE 1891)

ziert [3], daß sich die Qualität der Berner Staatsexamens-
absolventen, verglichen mit derjenigen ihrer Zürcher und
Basler Kollegen, seit Einführung der Studienreform nicht verschlechtert habe! Wozu dann der ganze Aufwand?

2. Es besteht kein Zweifel, daß es Kreise gibt, die Reformation
um des Reformierens willen treiben. Häufig handelt es sich um
Selbstbeschäftigung von Technokraten, die selber gar keinen
Unterricht in der Klinik erteilen. Chirurgen sind besonders
stark gefährdet, deren Opfer zu werden, weil sie den Studien-
reformsitzungen aus uns allen wohl bekannten Gründen oft nicht
oder nur teilweise beiwohnen können. Es wird dann über ihre
Köpfe hinweg beschlossen. So werden für Chirurgievorlesungen
reservierte Stunden ersetzt durch Kurse in Psychosomatik,
Sozial- oder Präventivmedizin und Psychologie. *Unsere Schlußfolgerung*: Das Chirurgengremium soll in allen Studienreform-
sitzungen durch einen kompetenten Mann vertreten sein, auch
wenn die Sitzungen noch so langweilig sind und wir denken,
wir hätten Gescheiteres zu tun.

3. *Ausbildung* hört erst mit dem Ende der Berufsausübung auf,
Fortbildung beginnt aber bereits während des Studiums [5,8].
Warum soll ein Student mit 5-Tagewoche am Wochenende nicht
einige Stunden Selbststudium treiben können? Man vergißt
auch häufig, daß auf 30 Studienwochen 22 Wochen Ferien fallen.

4. Lehre und Forschung sollen *nicht* getrennt werden [4]. Lehren
ist ein ideales Mittel, um selbst zu lernen [1]. In der Medizin ist eine "Verschulung" der Universität [2] besonders un-
erwünscht. Es ist kaum wegzudiskutieren, daß jene Mediziner,
die einen Teil ihrer Zeit der aktiven Forschung widmen, meist
auch bessere Lehrer sind.

5. Bedenken wir, daß schlechte Lehrer auch durch eine Studienreform nicht besser werden. Somit hängt der Erfolg unserer
Studienreform weitgehend von der Qualität unserer Lehrkräfte
ab. So lautet eine von Studenten angebrachte Inschrift über
dem Eingang einer amerikanischen Poliklinik: "Pray that your
doctor is a better physician than he is a teacher".

6. Die *Magistralvorlesung* hat in der Medizin nach wie vor ihren
Platz; sie ist eine bewährte und sehr rationelle Unterrichtsform. Wie eine solche Vorlesung gestaltet werden soll, ist
ebenfalls längstens bekannt.

So schreibt SCHWALBE 1918 [7]: "Daß der Student von Demonstrationen, bei denen der Kliniker und seine Assistenten jeden
Einblick verdecken, nicht im geringsten Nutzen ziehen kann
und daher wertvolle Stunden vergeudet, wird jeder ohne weiteres zugeben müssen" (Abb. 3). So soll es eben nicht sein:
"Wenn alles schläft und einer spricht, den Zustand nennt man
Unterricht". Es wird aber oft vergessen, daß zur Zeit der
Hochblüte der Magistralvorlesung die Studentenzahlen geringer
waren. Insbesondere scheint es heute, mehr als 500 Jahre nach
der Erfindung der Buchdruckerkunst, nicht mehr sinnvoll, daß
Generationen von Studenten in der Vorlesung aufschreiben, was
ebensogut in einem Buch nachgelesen werden kann. Wo diese Li-

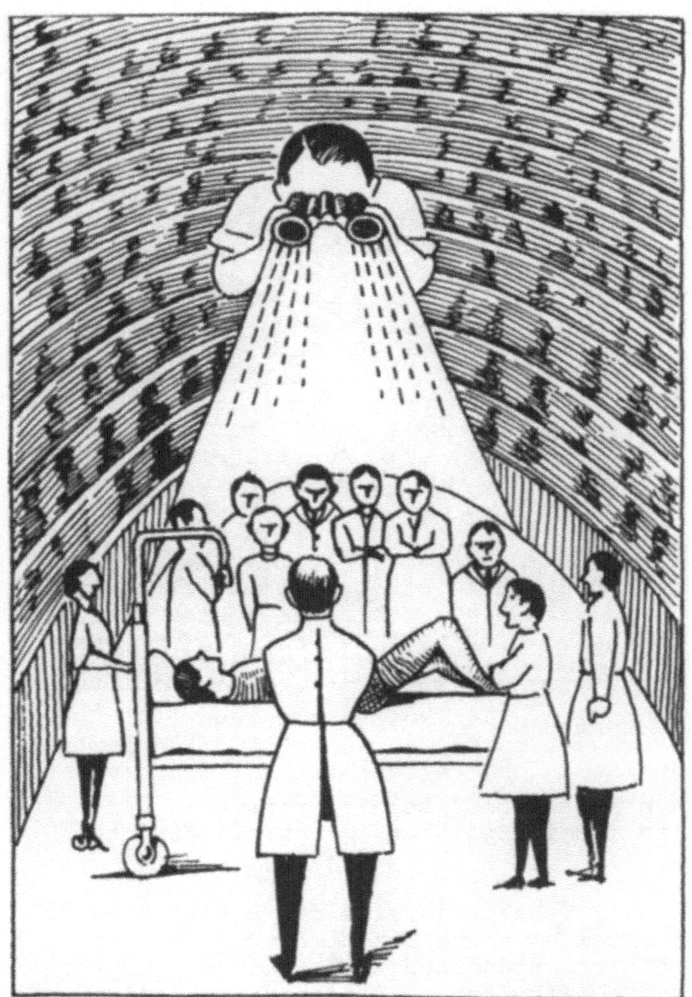

Abb. 3. Daß der Student von Demonstrationen, bei denen der Kliniker und
seine Assistenten jeden Einblick verdecken, nicht im geringsten Nutzen
ziehen kann und daher wertvolle Stunden vergeudet, wird jeder ohne weiteres zugeben müssen (SCHWALBE 1918)

teratur nicht vorhanden ist, sollte es selbstverständlich
sein, daß der Dozent die entsprechenden Unterlagen in irgend-
einer Form zur Verfügung stellt und in der Vorlesung das
zeigt und bespricht, was man nicht selber erfahren kann. Es
ist erwiesen, daß das Aufnehmen von Notizen während der Vorlesung stark ablenkt.

7. Sicher ist reine *Wissensinfusion* sinnlos (Abb. 4). Die Anzahl
Magistralvorlesungen wurde deshalb gegenüber früher reduziert,
niemals aber wollen wir darauf völlig verzichten. Es ist wohl
bezeichnend, daß wir an der Universität von Hörsälen sprechen,
wo wir eigentlich Hör- und Seh-Säle meinen. Denn der Sehsinn
ist der wichtigste unserer Sinne.

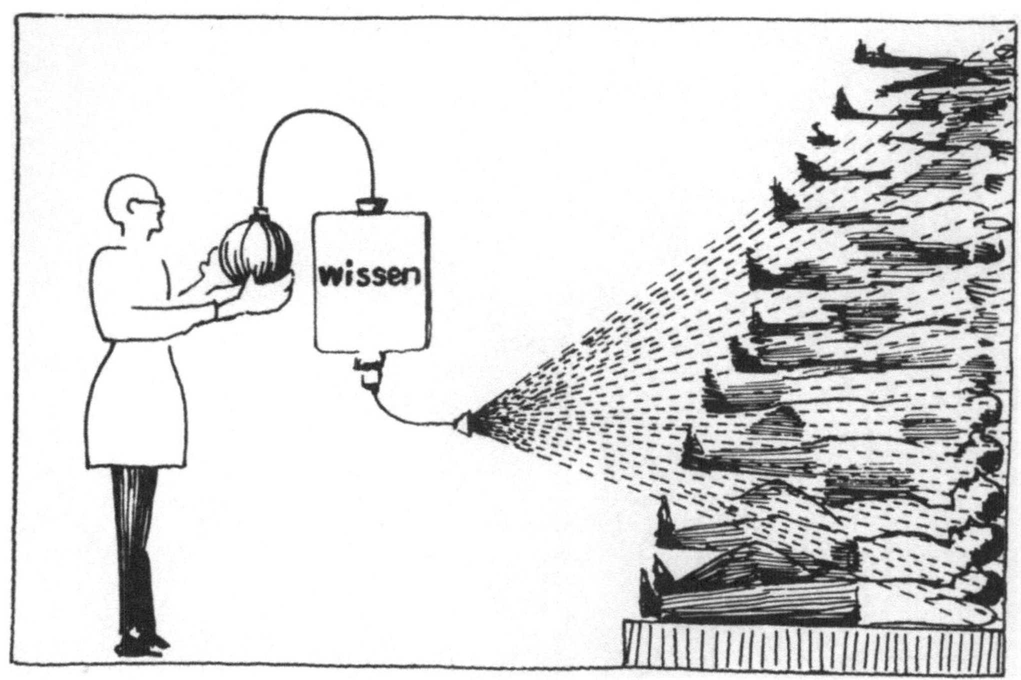

Abb. 4. Wissensinfusion ist sinnlos!

8. Vermehrte *Tätigkeit am Krankenbett* scheint sinnvoll. Wir schicken die Studenten in die Spitäler im Umkreis von etwa 100 km.

Wie gehen wir praktisch vor? Tabelle 1 zeigt den Basler Studienplan. Im *3. Studienjahr* erteilen sechs Dozenten verschiedener Spezialgebiete in Form einer 30stündigen Magistralvorlesung eine Einführung in die Chirurgie (Tabelle 2). Gleichzeitig läuft der *Gruppenunterricht am Krankenbett.* Es handelt sich um einen Untersuchungskurs in Gruppen à vier Studenten während 30 Stunden. Dabei betreut ein Dozent während des ganzen Studienjahres die gleichen 4 Studenten (Tabelle 3). Zusätzlich findet ein 4stündiger *Gips- und Verbandkurs* in Gruppen à drei Studenten statt (Tabelle 4).

Im *4. Studienjahr* erfolgt die Hauptausbildung in Chirurgie (Tabelle 5). Neben rund 225 Stunden Magistralvorlesungen, verteilt auf alle Spezialisten, erteilen wir einen *praktischen Kurs* in Form eines "Postenlaufes" durch die Krankenstationen sämtlicher Spezialgebiete der Chirurgie. Gearbeitet wird in Vierer-Gruppen. Dauer: 20 Halbtage (Tabelle 6). Unterrichtet wird auch in Luzern, Aarau und im Bruderholzspital. Es besteht ein Pflichtenheft für jeden Arbeitsplatz (Tabelle 7).

Bewährt hat sich der vermehrte Einsatz von *audiovisuellen Hilfsmitteln.* Der *Film* ist ein teures Unterrichtsmittel und soll nur dort angewendet werden, wo Bewegung wesentlich ist. Zur Veran-

Tabelle 1. Studienplan Basel 1978

Studienjahr:	*Prüfung*:
1. Vorklinik	Naturwissenschaften
2. Vorklinik	Humanbiologie
3. Grundfächer:	
Chirurg. Propädeutik	Klin. Grundlagen
4. Klinik:	
Chirurgie	
5. Klinik	
6. Wahlstudienjahr	*Staatsexamen*:
	alle klin. Fächer
	(prakt.-mündlich, schriftlich)

Tabelle 2. Chirurg. Propädeutik I: Magistralvorlesung

4 Std	Chirurg. Anamnese und Wundheilung
6 Std	Chirurg. Pathophysiologie
2 Std	Gefäßchirurgie
6 Std	Neurochirurgie
12 Std	Orthopädischer Untersuchungskurs

Tabelle 3. Chirurg. Propädeutik II: Gruppenunterricht

Gruppen 1 - 10	Kantonsspital Basel
Gruppen 11 - 16	Claraspital Basel
Gruppen 17 - 20	Bruderholzspital
Gruppen 21 - 32	Kantonsspital Liestal
Gruppen 33 - 36	Regionalspital Rheinfelden
Gruppen 37 + 38	Hôpital de Delémont

schaulichung von Operationsvorgängen und anderen Bewegungsabläufen stellt der *16-mm Farbfilm* mit oder ohne Ton das ideale Hilfsmittel dar. Als Alternative steht nur das Farbfernsehen zur Verfügung. Im Unterricht sollten aber auch alle Möglichkeiten des *Trickfilms* ausgenützt werden können. Damit lassen sich schwer verständliche Probleme besser erklären. Neue Wege für den Gruppenunterricht ergeben sich durch Anwendung von 8 mm- oder *Super 8 mm-Kurzfilmen* mit oder ohne Ton in Kassetten. Man spricht auch von sog. "single concept-Filmen". Nicht nur in der Chirurgie bietet das *Farbfernsehen* Hand für erstklassige Unterrichtsprogramme. Ein Studio ist ebenso unerläßlich wie die Fernsehaufzeichnung auf Band, damit Schnitte gezeigt werden können.

Ich fasse zusammen: Audiovisuelle Hilfsmittel dienen dazu, den Unterrichtsstoff besser und leichter verständlich zu machen.
In unserem Zeitalter des Zuschauens darf aber nicht etwa die Passivität gesteigert, sondern es soll im Gegenteil die aktive Mitarbeit der Studenten mit Hilfe dieser Mittel gefördert werden.

Tabelle 4. Gips- und Verbandkurs: total 4 Std pro Student in Form von
Assistenzen in den Gipssprechstunden

Arbeitsplatz 1:	Montag 12.30 - 14.30	Frakturen-Sprechstunde Kinderchirurgie, Gipszimmer *Kinderspital*
Arbeitsplatz 2:	Dienstag 15.00 - 17.00	Gips-Sprechstunde der orthop.- traumatol. Abt., Gipszimmer *Kantonsspital Basèl*
Arbeitsplatz 3:	Mittwoch 08.00 - 10.00	Chirurgische Poliklinik *Kantonsspital Basel*
Arbeitsplatz 4:	Donnerstag 08.00 - 10.00	Chirurgische Poliklinik *Kantonsspital Basel*
Arbeitsplatz 5:	Donnerstag 15.00 - 16.00	Orthopädische Poliklinik Gipszimmer *Felix Platter-Spital*
Arbeitsplatz 6:	Donnerstag 15.00 - 16.00	Orthopädische Sprechstunde Gipszimmer *Kinderspital*

Die Einführungsstunde findet jeweils im Hörsaal des Felix Platter-Spitals
statt und beinhaltet folgendes:

a) Geschichte des Gipsverbandes

b) Materialkenntnisse:
   Chemie und Verschiedenartigkeit der einzelnen Gipssorten, Gipszusätze;
   Konkurrenzverfahren des Gipsverbandes

c) Vorbereiten und Anlegen eines Gipsverbandes:
   Polstermaterialien, Hilfsmittel, Tauchtechnik

d) Gefahren des Gipsverbandes:
   Verbrennungen, Drucknekrosen, Ischämie, periphere Nervenlähmungen, Gefahren
   des Anlegens eines Gipsverbandes in Narkose

e) Schmerzen im Gipsverband, Gipsabnahmetechnik

Im zweiten Teil der Stunde werden Video-Recorderbandaufzeichnungen von
Standard-Gipsverbänden gezeigt und besprochen.

Es darf nicht so sein, daß all die schönen Apparate in der Hand
des Dozenten zum Spielzeug werden, mit denen er höchstens seinen
Ruf als "moderner" Lehrer etwas aufpoliert. Wie ihr Name sagt,
sind sie *Hilf*smittel, das wichtigste bleibt der gute Lehrer, der
sie zweckmäßig einsetzt. In Abwandlung eines bekannten lateini-
schen Zitates müssen wir heute sagen: "Cinemare necesse est". In
Basel besteht die Möglichkeit, mit Hilfe von programmiertem Unterricht und audiovisuellen Hilfsmitteln wie Tonbändern, Diaposi-
tiven, Kurzfilmen, Kassettenfilmen, Videotapes sowie Computern
beträchtlich mehr interessantes, stimulierendes Selbststudium

Tabelle 5. Magistralvorlesung Chirurgie, 4. Jahreskurs, Stundenverteilung

Allgemeine Chirurgie	42 Stunden
Gastroenterologie	28 "
Weichteile und Endokrinologie	8 "
Transplantation	4 "
Bewegungsapparat	46 "
Handchirurgie	8 "
Poliklinik	9 "
Thoraxchirurgie	6 "
Herzchirurgie	6 "
Gefäßchirurgie	8 "
Neurochirurgie	20 "
Urologie	18 "
Kinderchirurgie	8 "
Plastische Chirurgie	4 "
Kieferchirurgie	4 "
Anästhesiologie	6 "
	225 Stunden

Tabelle 6. Praktischer Kurs in Chirurgie, 4. Jahreskurs, Stundenverteilung

1. Allgemeine Chirurgie
2. Gefäßchirurgie
3. Frakturen
4. Orthopädie
5. Paraplegikerzentrum
6. Urologie
7. Intensivstation — Notfallaufnahme
8. Poliklinik, Hand-, Plastische und Kieferchirurgie
9. Herzchirurgie — Anästhesie
10. Neurochirurgie — Kinderchirurgie

Tabelle 7. Pflichtenheft für den praktischen Kurs

Die Programmpunkte für jeden Arbeitsplatz sind folgendermaßen eingeteilt:

unter a) wird erwähnt, was jeder Student mindestens einmal
selbst durchgeführt haben sollte,

unter b) was jeder Student mindestens einmal *gesehen*
haben sollte, *ev.* selbst durchführen kann,

unter c) was je nach Möglichkeit geboten wird.

Beispiel: *Arbeitsplatz 8a (Allg. Chirurgie), Aarau*

a) Rektaluntersuchung und Proktorektoskopie;

b) Einlegen der Magensonde, Prinzip der Miller-Abbot-Sonde;

c) Demonstration von besonders wichtigen oder eindrücklichen
Krankheitsbildern aus dem Gebiet der chirurgischen
Gastroenterologie.

61

treiben zu können. Dadurch kann der Lerneffekt vergrößert werden, und die Lehrer stehen vermehrt für Unterricht in kleinen Gruppen, für Diskussionen und Seminarien zur Verfügung.

Ich hoffe, daß die Medizinstudenten in Zukunft im Gegensatz zu ihren deutschen Vorgängern (*ich "höre" Medizin*) und englischen Kollegen (*I "read" medicine*) von sich sagen werden: ich praktiziere, sehe, höre und lese Medizin. Lehren ist eine der vornehmsten und wichtigsten Aufgaben der Universität. Die klinische Lehrtätigkeit darf deshalb nicht als Bürde und zusätzliche Verpflichtung aufgefaßt werden. Damit es aber nicht zwangsläufig dazu kommt, muß die klinische Arbeit für die Dozenten entsprechend reduziert werden.

Wird die Lehrbegabung in der akademischen Laufbahn wirklich gebührend berücksichtigt und gewertet? Sollten die Anforderungen, die zur Erteilung des Dozententitels gestellt werden, nicht neu umschrieben werden? Müßten nicht auch Kenntnisse über den Gebrauch und die sinngemäße Verwendung von audiovisuellen Hilfsmitteln gefordert werden? Auch Umschulungskurse, wie sie in der Armee erfolgreich durchgeführt werden, wären zu diskutieren. "Von der Kreide zum Videotape" wäre sicher eine passende Bezeichnung eines solchen Kurses für Dozenten und Professoren.

Zum Schluß möchte ich Ihnen Gelegenheit geben, den Lerneffekt dieser Veranstaltung, wie man heute so schön sagt, anhand einer Prüfungsfrage selber zu testen. Die Frage lautet: Von wem stammt das nachfolgende Zitat?

"Wenn einer in kurzer Zeit die ganze Medizin gründlich erlernen will, so komme er zu mir nach Basel..... Lebt wohl und prüft wohlwollend unseren Versuch, die Medizin zu reformieren."

Dieses Zitat stammt nicht, wie Sie vielleicht annehmen, von MARTIN ALLGÖWER oder etwa von mir selbst, sondern von PARACELSUS (1527).

Darum noch einmal: Lebt wohl und prüft wohlwollend unseren Versuch, die Medizin zu reformieren.

Literatur

1. BRUNER, J.S.: The Process of Education. Cambridge, Mass: Harvard Univ. Press 1966
2. HADORN, E.: Hochschulreform: Gefährdung der Forschung? NZZ *262*, 19 (1969)
3. KLEIN, U., PAULI, H.G.: Studienreform. Ausbildungserfolg verschiedener Curricula im Wissensbereich: Ein Beitrag zur Beurteilung der Studienreform. Schweiz. Aerzteztg. *19*, 785 (1977)
4. KOELBING, H.: Lehre und Forschung trennen? Basler Nachrichten *228*, 2 (1968)
5. VON KÜGELGEN, A.: Reform des Medizinstudiums. Oeff. Gesundhw. *29*, 379 (1976)
6. RUTISHAUSER, G.: Schweizerische Urologie heute und morgen. Urologe B *17*, 254 (1977)

7. SCHWALBE, J.: Zur Neuordnung des medizinischen Studiums. Leipzig:
   Thieme 1918
8. VON UEXKÜLL, TH.: Probleme des Medizinunterrichtes. München: Urban &
   Schwarzenberg 1968

Das neue Studienprogramm an der Universität Limburg im Rahmen der ärztlichen Ausbildung

Jacobus M. Greep

1. *Einleitung*

Dieser Artikel will über das Unterrichtsprogramm der ersten 4 Studienjahre der Medizinischen Fakultät Maastricht informieren und gleichzeitig über die Erfahrungen die sich im Laufe dieses Jahres ergaben. Ebenfalls werden Unterlagen über einige globale Linien des Unterrichtsprogrammes der späteren Studienjahre angeboten.

Im Jahre 1970 hat eine Kommission mit der Vorbereitung der Medizinischen Fakultät in Maastricht begonnen. Im Jahre 1972 hat man eine grundlegende Philosophie veröffentlicht mit einigen entscheidenden Äußerungen über die Grundlinien dieser Fakultät. Am 16. September 1974 begannen 50 Studenten in Maastricht mit dem Medizinstudium; das heißt, daß im Augenblick vier Jahrgänge an der Universität in Maastricht tätig sind.

Vielleicht ist es wichtig, die Merkmale der ärztlichen Ausbildung in Holland kurz zu erwähnen. Die Ausbildung wird in einem Programm über sechs Jahre gestaltet. Wenn ein Student dabei erfolgreich ist, kann er sich "Basisarzt" nennen, das heißt, daß er anfangen kann mit seiner weiteren Ausbildung zum Spezialisten. Auch wenn er bevorzugt als praktischer Arzt (huisarts) zu arbeiten, ist eine weitere Ausbildung während eines siebten Jahres notwendig.

2. *Zielsetzungen*

Die Zielsetzungen der medizinischen Ausbildung sind im Akademischen Statut festgelegt worden. Sie sind aber sehr global und sehr allgemein formuliert. Selbstverständlich ist die Medizinische Fakultät verpflichtet, diese Zielsetzungen zu verfolgen.

Die Medizinische Fakultät in Maastricht ist die achte Fakultät in unserem Land. Über das Unterrichtsprogramm der anderen Fakultäten kann man sagen, daß sie in drei Teile gegliedert sind. Im ersten Jahr wird Propädeutik gelehrt. Dieses Jahr ist vorbereitend und selektiv. Die darauf folgenden 3 Jahre haben die Aufgabe, den theoretischen Teil der Ausbildung auszubauen. Die letzten 2 Jahre werden dann benutzt zur praktischen Ausbildung der Studenten.

Im Vergleich mit dieser Programmierung kann das Unterrichtsprogramm der Medizinischen Fakultät Maastricht folgendermaßen charakterisiert werden:

Eine klare Einteilung nach den erwähnten Perioden existiert
nicht. Selbstverständlich darf man erwarten, daß der Student
in Maastricht während der späteren Jahre seiner Ausbildung hauptsächlich praktisch tätig ist. Wesentlich aber ist, daß mit der
praktischen Ausbildung schon im ersten Jahr begonnen wird.

Es ist kaum möglich, das Unterrichtsprogramm detailliert zu beschreiben. Ich muß mich auf Hauptsachen beschränken. In der an-
schließenden Aussprache wird es möglich sein, mit Hilfe unserer
Studenten Einzelheiten spezifischer zu erklären.

3. *Hauptprinzipien des Unterrichtsprogrammes*

Das Unterrichtsprogramm der Medizinischen Fakultät Maastricht
hat die nachfolgenden Merkmale:

3.1. *Problemorientierung*
Das Programm wird nicht in der traditionellen Einteilung in
Basisfächer und klinische Fächer angeboten. Der Student wird mit
Problemen konfrontiert, wie sie in der Praxis eines Arztes Tag
für Tag vorkommen. An der Lösung dieser Probleme wird hauptsächlich gearbeitet. Von dem Studenten wird erwartet, daß er sowohl
die Basisfächer wie auch die Brückenfächer, die klinischen Fächer und sozialwissenschaftliche Kenntnisse zur Lösung dieser
Probleme heranzieht. Das führt dazu, daß er eine bessere Einsicht
in die Zusammenhänge der verschiedenen Fachgebiete erhält, währenddessen auch die praktische Wichtigkeit der verschiedenen
Wissensgebiete auf diese Art und Weise besser deutlich wird.

3.2. *Dozentunabhängiges Lernen und Selbsttätigkeit*
Das Unterrichtsprogramm überläßt mehr als bisher üblich die In-
itiativen den Studenten. Dies gründet auf der Erfahrung, daß
Kenntnisse, die man selbst auf eine aktive Art und Weise erarbeiten muß, einen längeren Gebrauchs- und Nützlichkeitswert haben als Kenntnisse, die auf mehr passive Weise übermittelt werden. Außerdem stimmt ein Unterrichtsprogramm mit starken Nachdruck auf Selbsttätigkeit gut mit der späteren Berufsausübung
überein. Denn typisch für spätere Berufsausübung ist unter anderem auch die Tatsache, daß man aus eigener Initiative heraus
ständig neu notwendige Kenntnisse erarbeiten muß.

3.3. *Arbeiten und Lernen in kleinen Arbeitsgruppen*
Das Zusammenarbeiten mit Mitstudenten an vorgelegten Problemen
ist ein wesentlicher Faktor des Unterrichtsprogrammes. Diese
Zusammenarbeit soll einerseits als Übung für die spätere Praxis
dienen, wo die Zusammenarbeit mit anderen immer wichtiger wird.
Andererseits macht die Zusammenarbeit in Gruppen den Studenten
laufend deutlich, inwieweit ihre individuellen Bemühungen verglichen werden können mit den Bemühungen ihrer Mitstudenten. Das
Arbeiten in Gruppen ist demnach eine Form der Kontrolle über den
Einsatz und den Fortschritt der Studenten. Gleichzeitig wird auf
eine aktive Weise Zusammenarbeit praktisch geübt.

3.4. *Abschnitt- und baukastenmäßige Programmierung*
Das Unterrichtsprogramm erfordert während mehr oder weniger kon-
stanter Perioden Aufmerksamkeit für immer nur *ein* Thema. Einer

weniger wirkungsvollen Verteilung der Aufmerksamkeit über eine
größere Zahl von Fachgebieten wird auf diese Weise entgegengear-
beitet.
Ein weiterer Vorteil ist, daß die baukastenmäßige Programmierung
eine speziellere und mehr detaillierte Vorbereitung verlangt,
weil während des schon laufenden Programmes zu wenig Zeit bleibt
für typische Vorbereitungsaktivitäten. Auch für den Mitarbeiter-
stab scheint es günstig zu sein, daß ihre Unterrichtsaktivitäten
zeitmäßig besser konzentriert sind. Die Unterrichtung und das Erarbeiten des Lehrstoffes gehen bei einer baukastenmäßigen Programmierung Hand in Hand.

3.5. *Studium mit Hilfe von Arbeitsbüchern*

Die Aufgaben (Probleme), die während einer dieser Unterrichtseinheiten (Abschnitt oder Baukasten oder Block) bearbeitet werden müssen, und Anweisungen, die das Lösen der Aufgabe erleichtern können, werden zusammen mit anderer relevanter Information
detailliert niedergeschrieben in "Arbeitsbüchern".
Das Beschreiben von theoretischen und praktischen Kernsituationen
wird stärker und nachdrücklicher dargestellt als die konkrete
Darstellung des Lernstoffes. Dank dieser ausgearbeiteten "Arbeits-
bücher" ist es möglich, daß eine große Zahl von Personen andau-
ernd beim Verbessern des Unterrichtsprogrammes mitarbeiten kann.
Dadurch kann der integrierte Charakter des Programmes und die
Brauchbarkeit der gewählten Ausgangsbasis auf verantwortliche
Art und Weise überwacht werden.

3.6. *Kontinuierliche Beurteilung des Lernfortschrittes*

Die Prüfung der Studienresultate der einzelnen Studenten, wie
das durch die Fakultät gehandhabt wird, ist stärker verteilt
über das ganz Studienjahr hinweg, als es bisher meistens gebräuch-
lich ist. Jede Unterrichtseinheit wird mit einer Prüfung abgeschlossen und darüber hinaus wird im Laufe des Jahres den Studenten auch während der Arbeit in einer dieser Unterrichtseinheiten
die Gelegenheit gegeben, ihren eigenen Fortschritt zu testen.
Durch dieses Beurteilungssystem wird erreicht, daß, wenn es notwendig zu sein scheint, rechtzeitig Korrekturen an einer weniger
effektiven Arbeitsweise angebracht werden können.
Bei diesen Beurteilungsresultaten wird mehr Nachdruck auf das
Erteilen ausführlicher Information und Hilfestellungen gelegt,
als damit Konsequenzen in Form von "Bestanden" oder "Nicht Bestanden" zu verbinden. Kürzlich wurde ein neues Verfahren eingeführt. Alle Studenten werden drei- oder viermal im Jahr mit einer
Art von ärztlicher Abschluß-Prüfung konfrontiert. Damit soll
deutlich werden, ob die Zielsetzungen während der sechsjährigen
tatsächlichen Ausbildung erreicht werden können.

3.7. *Fertigkeitsentwicklung.* (Handfertigkeiten)

Die Handfertigkeiten, die für eine verantwortliche Ausübung des
ärztlichen Berufes notwendig sind, werden schon vom ersten Studienjahr an beigebracht und geübt. Auffallend ist dabei, daß das
Erlernen der Handfertigkeiten überwiegend in einer Labor-ähnli-
chen Situation beginnt. Dieses "Skillslab" hat den Vorteil, daß
diese Lernsituationen eine größere Flexibilität haben als eine
praktische Situation in der Praxis. Außerdem kann auf diese Weise
das Erlernen der Handfertigkeiten auf eine mehr gerichtete Art
stattfinden, währenddessen Belästigungen für Patienten in star-

kem Maße vermindert oder gar vermieden werden. Auch Trainings-
programme, die zum Ziel haben, besser mit Menschen umgehen zu
lernen, sind in das Unterrichtsprogramm aufgenommen. Vom Beginn
des Studiums an werden die erlernten Handfertigkeiten möglichst
viel im Rahmen von Untersuchungsprojekten und Projekten in dem
Bereich des Gesundheitswesens in der Praxis angewandt.

3.8. *Frühe Bekanntschaft mit der Praxis*
In bescheidenem Umfange werden die Studenten schon im ersten
Studienjahr mit der Praxis im Gesundheitswesen bekannt gemacht.
Durch Beobachtungen in der Praxis eines Allgemeinmediziners
(Hausärzten), als auch durch eine kurze Aufenthaltsperiode in
einem Krankenhaus und durch die Beobachtungen bei anderen Ein-
richtungen auf dem Gebiet des Gesundheitssektors z.B. Apotheken,
betriebsärztliche Dienste, Krankenversicherungen und andere, können die Studenten eine Kenntnis von der Praxis im Gesundheitswesen erwerben. Diese Bekanntschaft mit der Praxis scheint die
Studenten in starkem Maße für ihr Studium zu motivieren sowie
eine erste Einsicht in die Struktur, Arbeitsweise und Problematik auf dem Gebiet des Gesundheitsbereichs zu erwerben. Von noch
größerer Wichtigkeit ist es jedoch, daß dadurch die Relevanz der
Probleme und die Aufgaben, die in den "Arbeitsbüchern" den Studenten vorgelegt werden, deutlich wird.

4. *Konkrete Gestaltung des Programmes*

Die erwähnten Merkmale sind nur global und allgemein. Wenn man
die konkrete Gestaltung betrachtet, ist die nachfolgende Be-
schreibung zutreffend.

4.1. Das *erste Studienjahr* zielt auf eine Einführung, eine Orientierung und eine erste Erfahrung mit dem Gesundheitswesen ab.
Es werden sechs Baukästen oder Blöcke programmiert mit je einer
Zeitspanne von 6 Wochen. Die Themen dieser Baukästen sind folgendermaßen zu umschreiben:

Block 1.1 Einführung in das Medizinstudium
Block 1.2 Orientierung im Gesundheitswesen
Block 1.3 Verletzungen
Block 1.4 Psychosomatische Reaktionen
Block 1.5 Arteriosklerose
Block 1.6 Entzündung und Tumoren
          Einführung in die klinische Medizin.

In jeder Periode sind wöchentlich nur zwei Besprechungen der Arbeitsgruppen vorgesehen. Dieses Zusammentreffen ist hauptsächlich
eine Arbeitsbesprechung. Das Problem wird analysiert, man verteilt die Arbeit und geht nach Hause, um die eigene Aufgabe zu
bearbeiten. Acht oder neun Studenten sind Mitglieder einer Gruppe
und gleichzeitig ist ein Tutor (Dozent) anwesend, der aber keine
Information geben soll. Der Dozent ist nur da, um den Prozeß in
der Gruppe zu beobachten und — wenn nötig — zu beeinflussen. Die
Aufgabe der Gruppen ist jedesmal in den genannten Arbeitsbüchern
umschrieben. In der nächsten Versammlung wird die Hausarbeit aus-
getauscht, und die Gruppe arbeitet weiter an neuen Aufgaben.

Während dieser Periode ist es möglich, daß andere Veranstaltungen stattfinden: Filme, Dia-Serien, Video-Aufzeichnungen, Simulationsmodelle, simulierende und echte (entlassene) Patienten können dabei in Frage kommen. Auch sind hier und da Möglichkeiten zur Selbstüberprüfung im Programm aufgenommen.
Die Zusammensetzung der Arbeitsgruppen wird am Anfang jeder Periode gewechselt. Damit wird erreicht, daß einige Studenten nicht ein ganzes Jahr die besseren oder schlechteren Lernverhältnisse haben.

4.2. Das *zweite Studienjahr* zielt auf Kenntis der normalen Funktionen des Menschen. Der menschliche Lebenslauf ist hier der rote Faden. Die Themen der Baukästen des zweiten Studienjahrs sind folgendermaßen zu umschreiben:

Block 2.1 Embryo und Fetus
Block 2.2 Kindheit
Block 2.3 Pubertät und Adoleszentenalter
Block 2.4 Der Erwachsene
Block 2.5 Alter.

Anschließend ist eine Wahlperiode eingerichtet. Jeder Student kann während einer Periode von sechs Wochen ein Programm auswählen aus einem Angebot der Fakultät. Das zweite Jahr wird beendet mit einer Beurteilungs- und Bewertungsperiode.

4.3. Das *dritte Studienjahr* hat die Diagnostik zum Ziel. Einige Beschwerden der Patienten, so wie sie sich dem Arzt darbieten, machen die Themen in diesem Jahr aus, z.B. Müdigkeit, Kopfschmerz, Erbrechen und Fieber. Auch in diesem Jahr, sowie in allen anderen, bilden konkrete Probleme der Patienten den Ausgangspunkt. Auch hier wird in Arbeitsgruppen gearbeitet und studiert.

4.4. Das *vierte Studienjahr* konzentriert sich auf das therapeutische Verfahren. Auch hier sind die Themen gegeben durch Beschwerden der Patienten.
Die Themen der Baukästen des vierten Studienjahrs sind folgendermaßen zu umschreiben:

Block 4.1 Abdominelle Beschwerden
Block 4.2 Menstruationsprobleme und Schwangerschaftskomplikationen
Block 4.3 Kopfschmerzen, Bewußtlosigkeit — einschließlich damit zusammenhängender neurologischer und psychiatrischer Probleme
Block 4.4 Themen nach freier Wahl
Block 4.5 Themen nach freier Wahl
Block 4.6 Prüfung
Block 4.7 Rücken- und Extremitätenschmerzen.

Das fünfte und sechste Studienjahr
Für das fünfte und sechste Studienjahr ist insgesamt ein Zeitraum von 20 Monaten vorgesehen. Diese 20 Monate sind unterteilt in:

6 Monate Ausbildung im Krankenhaus
3 Monate Ausbildung bei Hausärzten
2 Monate Ausbildung in verhaltenswissenschaftlichen Fächern

4 Monate Themen nach freier Wahl
5 Monate abschließende Periode.

Es besteht die Möglichkeit, die Zeit für die Themen nach freier
Wahl und für die abschließende Periode bei Bedarf um einen Monat
zu verlängern. Der Unterricht in den genannten Zeitabschnitten
ist so geplant, daß ein bestimmter Patient während seiner gesamten Behandlung durch einen Studenten beobachtet wird.
Die abschließende Periode ist für jeden Studenten unterschiedlich. Abhängig von den Prüfungen in früheren Zeitabschnitten
wird dem individuellen Studenten ein Programm hierfür vorgeschlagen.

5. Zuallererst wird mit einem globalen Schema für die verschiedenen Studienjahre gearbeitet.

5.1. Hierbei geht es nicht um scharfe Trennungen, sondern vielmehr um Akzente die innerhalb des totalen Programmes gesetzt
werden sollen.
Das globale Schema sieht folgendermaßen aus:

- erstes Jahr: Einleitung und Orientierung
- zweites Jahr: Normale Funktionen des Menschen
- drittes Jahr: Abweichende Funktionen des Menschen
- viertes Jahr: Therapeutische Behandlung bei Krankheit und
                Dysfunktionen
- fünftes Jahr: Praktische Anwendung der Medizin
- sechstes Jahr:Praktische Anwendung der Medizin.

Innerhalb dieses Schemas wird danach gestrebt, daß am Ende des
vierten Studienjahres ein Niveau erreicht ist, das innerhalb
des schon bestehenden Programmes verglichen werden kann mit dem
Niveau eines "Junior-co-assistenten" gegen Ende seiner Ko-assi-
stenz. Die letzten beiden Studienjahre sollen überwiegend aus
Wahlperioden bestehen, in denen das Gelernte in die Praxis umgesetzt werden kann, während gleichzeitig Raum freigehalten wird,
noch weiter auf das theoretisch Erlernte einzugehen.

Eine Gruppe von Mitarbeitern und Studenten arbeitet — unter der
Verantwortlichkeit der Unterrichtskommission und der Fakultät —
an der weiteren Detaillierung der Zielsetzungen für eine konkre-
tere Ausführung des Akademischen Statuts und des Rahmenplanes
von 1974. Eine gewisse Zahl schon praktizierender Hausärzte hat
aktive Anteilnahme an diesem Projekt.

5.2. Eine Gruppe von Experten aus dem In- und Ausland wurde gebildet die die Medizinische Fakultät Maastricht bei der Formge-
bung und Beurteilung ihres Unterrichtsprogrammes beraten soll.
Eine kritische Begleitung auf der Basis von Erfahrungen anderer
Fakultäten wird hiermit angestrebt.

5.3. Das Unterrichtsprogramm der schon bestehenden medizinischen
Fakultäten wird regelmäßig mit dem eigenen Unterrichtsprogramm
verglichen. Lücken können auf diese Art und Weise in einem möglichst frühen Stadium erkannt werden.

5.4. Das Buch von PASSMORE and ROBSON: "A Companion to medical
Studies" wird von der Fakultät gebraucht als "Das Nachschlage-
werk".
Auf diese Weise kann vermieden werden, daß durch .   lässigkeit
relevante Teilgebiete der Medizin wegfallen.
Die Studenten, die alle über dieses Werk verfügen,   .1d der Fakultät hierbei behilflich.

5.5. Es wird nach Möglichkeiten gesucht, um an der Hand von
"Shared examinations", die Resultate des eigenen Unterrichtspro-
gramms mit den Resultaten anderer Unterrichtsprogramme auf der
Basis handgreiflicher Ergebnisse miteinander zu vergleichen.
Es ist selbstverständlich, daß dies nach 1 oder 2 Jahren schon
geschehen muß, so daß Verbesserungen, falls notwendig, direkt
angebracht werden können.

6. Zum Schluß dieser sehr kurzen Einführung möchte ich noch
   einige allgemeinere Bemerkungen machen:

1. Es ist natürlich nicht so, daß man in Maastricht eine neue
Methode entwickelt hat. Wir haben nur die Gelegenheit benutzen
können, mehrere Ideen auf dem Bereich der ärztlichen Ausbildung
in einem Programm zusammenzufassen. Die Universität McMasters
in Hamilton, Canada, war dabei ein wichtiges Vorbild. Auch sämt-
liche Ideen anderer Medizinischer Fakultäten in Holland und anderer Länder haben dabei eine wichtige Rolle gespielt.

2. Wichtig ist zuerst, daß wir wenigstens versuchen, von Anfang
an die praktische Ausbildung der Studenten in das Programm aufzu-
nehmen. Das Skillslabor und die praktischen Erfahrungen auf dem
Gebiet des Gesundheitswesens wurden dazu in das Programm aufgenommen.

3. Wichtig ist auch, daß ein nach Fächern gegliedertes Unterrichtsverfahren ersetzt worden ist durch Problemorientierung.
Die Dienstbarkeit der Fächer in bezug auf die ärztliche Ausbildung ist dadurch besonders akzentuiert worden. Auf diese Weise
kann man auch erreichen, daß die Dozenten behilflich sind beim
mühsamen Prozeß der Integration. Zusammenhänge zwischen Kenntnissen aus mehreren Fachbereichen können erläutert werden, während die Studenten, damit sie die logische Struktur der Fächer
begreifen auf Handbücher verwiesen werden.

4. Sicher ist auch, daß ein Unterrichtsverfahren, sowie es in
Maastricht entwickelt worden ist, nur mühsam in anderen Fakultäten eingeführt werden kann. Die speziellen Möglichkeiten einer
jungen Universität sind in diesem Zusammenhang besonders wichtig.

5. Wichtig ist auch, daß endgültige Schlußfolgerungen erst nach
mehreren Jahren möglich sind. Wir glauben, daß diese neue Entwicklung gute Möglichkeiten hat, aber wir haben auch abzuwarten.

Hoffentlich enthält mein Beitrag genügend Anhaltspunkte für eine
wertvolle Diskussion. Ich weiß, daß mein Beitrag nur sehr global
und allgemein gewesen ist. Vielleicht ist das eine Garantie, daß

noch sehr viele Details und weitere Erklärungen nützlich sein
können.
Bitte schonen Sie uns nicht, auch wir sind hier um zu lernen.

Über den klinischen Unterricht in Ungarn

F. Kulka

Es ist mir eine große Ehre, an dem aus Anlaß des 75. Geburtstages von Herrn Professor ZENKER veranstalteten repräsentativen
Symposium teilnehmen zu dürfen. Der Gegenstand des Symposiums
ist des Geehrten würdig. Als ich vor 16 Jahren als Humboldt-
Stipendiat an der ZENKERschen Klinik tätig war, nützte ich jede
Gelegenheit, den von Herrn Professor ZENKER für die Studenten gehaltenen Vorlesungen beizuwohnen, denn mit seiner Individualität
und Persönlichkeit gestaltete er jede Chirurgie-Vorlesung zu
einem bleibenden Erlebnis. Er bot, was heute nur mehr wenig Uni-
versitäts-Vortragende zu bieten vermögen: er gab nicht nur eine
erlebnisartige, suggestive Darstellung seiner umfangreichen fachlichen und Lebenserfahrung, durchdrungen von der Kraft seiner
inneren Überzeugung, sondern er überzeugte seine Hörerschaft
von der Wahrheit und der Wichtigkeit seiner Darlegungen.

Der Gegenstand des Symposiums entspricht auch den Bemühungen,
die weltweit nach Wegen für die Reform der Ärzteausbildung suchen.
Der Wert und das Ergebnis eines jeglichen Unterrichtssystems
läßt sich an seiner Nützlichkeit für die Gesellschaft ermessen.
Der Wert der — leider ziemlich häufig nacheinander durchgeführten,— Reformen der Ärztebildung ist immer 10-15 Jahre nach ihrer
Einführung zu beurteilen, aber auch dann nicht genau. Die Befür-
worter bzw. Beschleuniger der Reformen berufen sich auf das Anwach-
sen und die Erweiterung des Kenntnismaterials infolge der wissenschaftlichen und technischen Umwälzung und auf die schnellen
Wandlungen. Dies entspricht aber nur in bezug auf die theoretischen Grundlagen, nicht aber den klinischen Studien der Wahrheit.
Es wäre verfehlt zu glauben, daß sich in der grundlegenden Kate-
gorie des Lehrens und Lernens — außer der vermehrten Hörerzahl —
auch nur das Geringste geändert hätte während der vergangenen
Jahrzehnte oder Jahrhunderte. Was sich geändert hat, ist der Inhalt der Ärzteausbildung, müssen sich doch die Medizinischen
Universitäten der einzelnen Länder den dort herrschenden Gesund-
heits- bzw. sanitären Situationen anpassen, und in erster Linie
das unterrichten, was dort benötigt wird.

Es wäre z.B. unzweckmäßig, in Äthiopien Herzchirurgie zu unterrichten, wo doch die Aneignung des Wissens über die Schistoso-
miasis oder die akute Krankenversorgung weitaus wichtiger ist.

Wir müssen aber, um Beispiele zu finden, gar nicht so weit gehen.

Die Medizinerbildung in Ungarn erfolgt seit über einem Jahrhun-
dert nach deutschem Muster und diese Wurzeln sitzen so tief,
daß — während in beiden Teilen Deutschlands schon seit mehr als
einem Jahrzent die veraltet erscheinenden Formen durch die Formen

des integrierten Unterrichts ersetzt werden — wir erst die Erfahrungen der ersten Generation sammeln. Jedenfalls wird die Ärzteausbildung den von der Volksgesundheit geforderten Ansprüchen untergeordnet. Vor 20 Jahren z.B., wo — als Erbe der Vergangenheit — in Ungarn die Tuberkulose noch eine Volkskrankheit mit 200.000 in Evidenz gehaltenen und jährlich 22.000 neuen Kranken darstellte, war die Pulmonologie ein Rigorosum-Gegenstand und wurde zwei Semester lang unterrichtet; heute, wo die tuberkulösen Neuerkrankungen auf 0,5‰ zurückgegangen sind, bildet sie nur mehr einen integrierten Teilgegenstand der Inneren Medizin. Auch die Infektionskrankheiten sind kein Hauptkollegium mehr, sondern machen einen nur kleinen Teil der Inneren Medizin innerhalb eines Semesters aus. Desgleichen braucht die Geburtshilfe nicht mehr mit so großem Gewicht unterrichtet zu werden, da ja die Geburten in Ungarn seit Jahren nur in Instituten stattfinden, so daß in der Grundversorgung kein Bedarf für eine geburtshilfliche Praxis besteht. Um so nötiger ist das Wissen um die Familienplanung, Sexualhygiene usw.

In den Mittelpunkt des Unterrichtes müssen unseres Erachtens die häufigsten und mit der größten Letalität einhergehenden Krankheiten, d.h. die kardiovaskulären, die Geschwulst- und die Erkrankungen der Bewegungsorgane — inklusive der Traumatologie — rücken.

Wie unterrichten wir die klinischen Fächer in Ungarn?

Den Schwerpunkt des klinischen Studiums muß der Unterricht in kleinen Gruppen am Krankenbett bilden. Das Verhältnis von Vorlesungen und Unterricht am Krankenbett beträgt 40:60%. Wegen der großen Anzahl der Hörer läßt sich dies an den Kliniken nicht verwirklichen, deshalb bezieht unsere Universität auch die Krankenhäuser Südungarns mit in den Praktischen Unterricht ein. Vom 6. Semester an verbringen unsere Studenten innerhalb der Fleiß-Phase je 4 Unterrichtswochen in solchen Krankenhaus-Praktiken, vor allem in intern-medizinischen und chirurgischen Abteilungen, wo sie — dem Leitfaden eines von uns angelegten Übungsheftes folgend: *"Was muß ich sehen, was muß ich eigenhändig vollführen?"* — ihre Arbeit leisten. Am Ende des 3. Jahres — im Sommer — gibt es ein einmonatiges intern-medizinisches und am Ende des 4. Jahres ein einmonatiges chirurgisches Praktikum, das vor allem für die Aneignung der praktisch-manuellen Fertigkeiten vorgesehen ist. Das 4. Jahr ist das sog. Klinikum-Jahr, während dessen die Kandidaten nach den in den Grundfächern verbrachten 2-3monatigen Übungen gemäß den einzelnen Disziplinen das Staatsexamen ablegen.

Während des Unterrichtes der klinischen Fächer findet eine — wenn auch nicht integrierte, so doch jedenfalls koordinierte Unterrichtung statt, d.h. die Lehrstühle unterrichten das vorgesehene Organsystem gleichzeitig. Wir waren bemüht, die starren Rahmen der Lehrstühle aufzuschlüsseln, unsere Unterrichtsweise ist eher themaorientiert. Zu Beginn der klinischen Studien bildet den Schwerpunkt des Unterrichts ein Semester Propädeutik und zu Ende derselben ein Semester Differentialdiagnostik bzw. Klinische Pathologie.

Tabelle 1.

---

1. Was *kann* und was *muß* wann operiert werden?

2. Welches ist das *Risiko* der Operation?

3. Wie lautet die *Prognose*?

Tabelle 2. Funktionelle und morphologische Grundlagen der Chirurgie

---

1. *Diagnostik* der *primär* eine operative Versorgung verlangenden Krankheiten

2. Diagnostik der *alternativ* — konservativ oder chirurgisch — lösbaren Krankheiten

3. Entscheidung der *Operabilität*

4. *Wesen* der Operationen (ohne technische Einzelheiten)

5. Verfahren zur Abwendung der Lebensgefahr

6. Erste Hilfe

7. Wundbehandlung

In diesem Rahmen gestatten Sie mir bitte, ganz kurz die Grundprinzipien des Chirurgie-Unterrichts zu streifen (Tabellen 1 und 2):

Mit weniger dürften wir uns nicht begnügen, da sonst die Gefahr besteht, daß die Appendizitis mit Tetrazyklin und die Magenperforation als Pankreatitis behandelt, der noch operable Organkrebs nicht erkannt wird, oder nicht gewußt wird, daß er operiert werden kann.

Mehr als dies — vor allem operationstechnische Details — zu unterrichten erübrigt sich, so verlockend es auch für einen Spezialisten und so interessant ein solcher Film auch für den Studenten sein mag, denn hierfür haben wir die Fortbildung. In Ungarn gibt es ein auf Universitätsniveau gehobenes Fort- bzw. Weiterbildungsinstitut für Ärzte, das in Zusammenarbeit mit den Medizinischen Universitäten alle 3-5 Jahre für die in der Grundversorgung und in Krankenhäusern tätigen obligate Fortbildungskurse zwecks Niveauhaltung veranstaltet. Ferner ist bei uns der Titel eines Facharztes an praktische und theoretische Prüfungen gebunden, die der Aspirant vor einem Ausschuß von Universitätsprofessoren abzulegen hat.

Auch bei uns sind die anspruchsvollsten Spezialitäten an den Universitäten konzentriert, und so ist es nicht zu umgehen, daß Spezialisten den künftigen allgemeinen praktischen Arzt ausbilden, von dem nicht sicher ist, daß er die gehirnchirurgische Mikrochirurgie, bzw. die Anwendung der künstlichen Niere oder die Verwendung der RIA in der Endokrinologie beherrschen muß. Diese Gefahr ist reell, doch trachten wir prinzipiell danach, anstatt krankheitszentrisch patientenorientiert und, soweit es die Möglichkeiten erlauben, Sozialmedizin zu unterrichten. Hierbei wird

das Kennenlernen der Umgebung des Kranken, seines Arbeitsplatz-
milieus und seiner Familie sowie die Prevention, d.h. eine "ge-
sundheitsorientierte" Medizin betont. Dabei kommt uns der regionale Hygiene-Dienst sowie der betriebs- und schulärztliche Dienst
zu Hilfe, mit deren Arbeit die Studenten während ihrer Praktiken
vertraut gemacht werden.

Im vergangenen Jahr haben wir eingeführt, daß unsere Hörer des
5. Jahrgangs — einem Bezirks- oder Kreisarzt zugeteilt — auch
mit der Grundversorgung, d.h. mit dem Kranken und seiner Umgebung bekannt werden.

Das Gesagte mag den Anschein erwecken, als ob wir mit unserer
Ärzteausbildung zufrieden wären. Das trifft bei weitem nicht zu.
Welche Sorgen haben wir?

1. Wegen der enorm angestiegenen Hörerzahl stößt nicht nur der
streng genommene "Fach"-Unterricht auf Schwierigkeiten, sondern
es bleibt — leider — auch keine oder nur wenig Zeit für die
menschenformende, die Erziehungsarbeit, für die Prägung des ethi-
schen, moralischen Charakters der Studenten, für die Vertiefung
der Berufsliebe und des Berufungsbewußtseins.

2. In den Gymnasien bereiten sich die Schüler meistens schon
für die Aufnahmeprüfung zur Universität und nicht für den Beruf
vor, so daß ihre Allgemeinbildung — außer einer gewissen Orien-
tiertheit im Fach — zu wünschen übrig läßt.

3. Unter Berufung auf die wissenschaftliche und technische Revo-
lution trachten wir danach, uns die neuesten Forschungsergebnisse
und Theorien anzueignen und vergessen dabei, daß wir ja eigentlich nicht vor allem Wissenschaftler und Forscher heranbilden,
sondern praktische Ärzte. — Ich fürchte, daß die Feststellung
von HUMBOLDTs, wonach nur der ein guter Lehrer sein kann, der
ein ausgezeichneter Forscher ist, heute nur cum grano salis be-
wertbar ist. Wieviele hervorragende Nobelpreisträger waren sehr
unbegabte Redner, und wieviele unserer "grauen" Assistenten sind
treffliche suggestive Vortragende und Lehrer?!

4. Unsere Unterrichtsordnung ist zu prüfungszentrisch, und auch
die multiple choice und integrierten Prüfungen lassen befürchten, daß sie die Aneignung eines memorisierten Kenntnismaterials
begünstigen, nicht aber das Denken und das Suchen nach logischen
Zusammenhängen: der Synthetisierung.

5. Der Mode huldigend glauben wir, daß der audiovisuelle Unterricht und die ausgedehntere Anwendung der technischen Hilfsmittel
alles löst, dabei ist von primärer Bedeutung das Verhältnis von
Patienten und Studenten, des möglichst umfangreichen persönlichen
Kontaktes. Hierher gehört auch, daß nichts das persönliche Vorbild des Lehrers zu ersetzen vermag.

Ich schließe mit einem Zitat unseres größten lebenden Lyrikers,
GYULA ILLYÉS: "Prüfstein für uns alle, Lehrer und Nicht-Lehrer,
ist, welcherart Jugend wir als Nachfolge zu erziehen vermögen."

Das chirurgische undergraduate Training in England

Richard Earlam

Der grundliegende Unterschied zwischen der chirurgischen undergraduate Ausbildung in Deutschland und England liegt in der Betonung des klinischen Trainings. In England verbringen die Studenten die meiste Zeit auf der Station, in 'out-patients' oder
im Operationssaal. Zusätzlich gehen sie natürlich in Routinevorlesungen, die am frühen Morgen, mittags oder am Spätnachmittag
stattfinden.

Um das englische "undergraduate trainingsystem" jedoch wirklich
zu verstehen, ist es notwendig die Struktur des Ärztestabes einer
Universitätsklinik in England zu kennen; ich stelle dies am besten an Hand meiner eigenen Universitätsklinik dar.
Ich arbeite als consultant general surgeon am London Hospital.
Dieses Krankenhaus betreut eine Gemeinde von 150.000 Menschen
im East End von London. Es hat zugleich die Funktion eines Spe-
zialistenzentrums für die "North East Metropolitan Region", die
sowohl Teile von London selbst einschließt, als auch bis zur
Ostküste Englands reicht.

Das Trainingssystem baut sich auf diesem Krankenhauskonzept auf,
und wird vom "London Hospital Medical College" geleitet. Dies
ist eine der 12 medical schools in London, die alle zur University of London gehören.

Der chirurgische Ärztestab setzt sich folgendermaßen zusammen:
ein Professor und ein Reader, die beide von der Universität bezahlt werden, und die sogenannten "part-time" Consultants, deren
es am London Hospital fünf gibt. Die Consultants werden vom
Staat durch das Ministerium für Health and Social Security bezahlt. Die Bezeichnung "part-time" bezieht sich auf ihren Ver-
trag mit der Regierung, der ihnen erlaubt, zusätzlich zu ihrer
Arbeit für den National Health Service auch Privatpraxis auszu-
üben. Dieses Privileg reduziert ihr Gehalt jedoch um 20%.

Ich bin einer dieser part-time Consultants, und habe damit die
völlige Verantwortung für die Patienten, und bin absolut unabhängig von anderen Chirurgenkollegen. Meist ist es so organisiert, daß zwei Consultants sich zwei Stationen von 40-50 Patienten, die nach Geschlechtern getrennt sind, teilen. Unter den
beiden Consultants — in diesem Fall Sir ALAN PARKS und mir — arbeiten ein Senior-registrar, der bereits eine Spezialistenausbildung hat, ein Registrar, sowie zwei Housemen, die ihr klinisches Jahr nach dem Schlußexamen absolvieren. Diese Gruppe von
Ärzten nennt sich "surgical firm" — man könnte es mit 'Chirurgische Gesellschaft' übersetzen — und bildet den grundlegenden
Lehrkörper für den Studenten.

Die Stelle des Senior-registrars ist ein Ausbildungsplatz für
4 Jahre und führt zum Consultant Posten. Die Zahl der freiwer-
denden Senior-registrar Stellen ist auf den Abgang der Senior-
registrars in die Consultant Position abgestimmt.

In England und Wales gibt es 948 Consultants für allgemeine Chirurgie und 168 Senior-registrars. Ein Registrar hat meist noch
nicht das FRCS Examen und ist noch nicht so qualifiziert wie ein
Senior-registrar; auf dieser Stufe gibt es etwa 644 Ärzte. In
England verbringt der Student 5 Jahre in der medical-school,
ehe er sein Schlußexamen ablegt. Nach diesem Examen muß er für
1 Jahr als sogenannter Houseman an einem Krankenhaus arbeiten,
was der Stelle des Assistenzarztes entspricht und zum vollregi-
strierten praktischen Arzt führt. Der Eintritt in die medical
school erfolgt mit 8 Jahren, mit der Vorbedingung von drei
A-levels — dem englischen Äquivalent des deutschen Abiturs. Das
Studium befaßt sich in den ersten beiden Jahren mit den vorklinischen Fächern: Anatomie, Physiologie und Pharmakologie; gewöhnlich finden während dieser Zeit keine Besuche des Studenten auf
den Stationen statt. Die weiteren 3 Jahre sind klinisch orientiert, jedoch muß nach dem ersten dieser 3 Jahre ein Pathologie-
examen abgelegt werden.
Ursprünglich war es üblich, daß während der 3 klinischen Jahre
mindestens 6 Monate für die chirurgische Ausbildung verwandt wurden. Dies wurde jedoch von der Regierung auf 3 Monate verkürzt,
weil man dort Psychogereatrics und social work als wichtiger
erachtet als allgemeine Chirurgie.

Sechs bis acht Studenten treten einer "surgical-firm" bei und
bekommen ihre Patienten zugeteilt. Das bedeutet, daß jeder Student zu jedweder Zeit seiner Ausbildung für etwa fünf Patienten
verantwortlich ist. Diese Verantwortung besteht in der Aufnahme
einer detaillierten Krankengeschichte und einer Untersuchung
der Patienten. Die Unterlagen des Studenten werden der Akte des
Patienten beigefügt und gelten als zusätzliche Referenz zu der
Arbeit des Houseman. Der Student nimmt zusätzlich bei Untersuchungen wie z.B. Barium-Kontrastdarstellungen teil und assistiert
bei Operationen.
Wann auch immer die beiden Consultants oder die Registrars Visite
halten, muß der Student über die Lage seiner Patienten im Bilde
sein, er hat jedoch keinerlei Verantwortung für irgendeine Form
der Behandlung zu tragen. Jede Woche hält jeder Consultant eine
Lehrvisite und hierbei wird der Student über Befunde und Fortschritte seiner Patienten befragt. Jeder Consultant hat zwei bis
drei "operatingsessions" pro Woche und der Student nimmt bei der
Operation seiner jeweiligen Patienten teil.

Zusätzlich arbeiten die Studenten in "out-patients" mit. Dies
ist eine Abteilung mit der gemischten Funktion einer Poliklinik
und einer Ambulanzstation. Dort sieht der Consultant mit Hilfe
des Senior-registrars innerhalb von 3-4 Std bis zu 20 neue Patienten, die zu einer chirurgischen Konsultation kommen, und etwa 40 alte Patienten, die entweder zur postoperativen Untersuchung kommen oder sich über Untersuchungsergebnisse informieren.
Die Studenten assistieren bei diesen "out-patients" clinics, an
denen sie mindestens 2mal pro Woche teilnehmen. Darüberhinaus

unterrichten Senior-registrars und Registrars über Spezialgebiete oder bestimmte Krankenfälle.

Das sogenannte "bed-sideteaching" findet sowohl während der Visite der Consultants als auch der Registrars statt. Hierbei wird
jeweils ein Student vor seinen Kollegen über die Krankengeschichte, Untersuchungen und Befunde seiner Patienten examiniert. Parallel zu diesem klinisch orientierten Training auf der Station
finden Routinevorlesungen statt. Am London Hospital sind es während der 3 klinischen Jahre 50 chirurgische Vorlesungen und ein
Wiederholungskurs von 15 Vorlesungen vor dem Schlußexamen. Dieses Schlußexamen nach der Beendung der 3 klinischen Jahre ist ein
schriftliches Examen, in dem in 3 Std vier Aufsatzfragen zu beantworten sind sowie ein multiple choice Examen. Dazu hat der
Kandidat ein clinical surgery Examen zu bewältigen, in dem er
einen "long case" detailliert bespricht und zusätzlich über drei
bis acht sog. "short cases" getestet wird.
Der Student wird von seinen Professoren und Consultants geprüft,
die jedoch paarweise mit externen Prüfern anderer Universitäten
ergänzt werden.

Der Hauptunterschied zwischen dem deutschen und dem englischen
Unterrichtssystem ist die Anzahl der Lehrer, die am Lehrprozeß
teilnehmen.

Das London Hospital nimmt jährlich 100 neue Studenten auf. Der
Lehrkörper setzt sich folgendermaßen zusammen:
Ein Professor, fünf part-time Consultants, drei Senior- regis-
trars, und drei Registrars.

Da die Zahl der Studenten in letzter Zeit zugenommen hat, werden
zusätzlich andere Krankenhäuser für Lehrzwecke benutzt; es ist
öffensichtlich, daß das klinische Training in England einen großen Lehrkörper beansprucht.

Folgende Punkte bilden zusammenfassend die Hauptmerkmale des
Medizinstudiums in England:
1. Alle Ärzte der Universität sind am Lehrprozeß beteiligt.
2. Die Studenten werden auf der Station unterrichtet.
3. Teilnahme der Studenten am 'surgical out-patients'
4. Das Schlußexamen ist klinisch orientiert.
5. Durch externe Prüfer wird der Standard in ganz England auf
   gleich hoher Ebene gehalten.

Die chirurgische Ausbildung der Medizinstudenten in der DDR

H. Wolff

Es ist für mich eine große Freude, Ihnen, Herr Professor Dr.
ZENKER, zu Ihrem 75. Geburtstag die herzlichsten Glückwünsche
zu überbringen.
Der Einladung zur Teilnahme an dem Symposion "Klinischer Unterricht und Weiterbildung in der Chirurgie" nach München, an eine
so traditionsreiche Stätte der Chirurgie, bin ich gerne nachgekommen, um unsere Erfahrungen zu diesem Thema vorzutragen.

Die chirurgische Ausbildung der Medizinstudenten in der DDR
nimmt eine zentrale Stellung im Studienplan ein. Entsprechend
unserer gesellschaftlichen Entwicklung wurde auch das Medizinstudium und damit auch die chirurgische Ausbildung mehrmals re-
formiert und verbessert. Entscheidend auf die Neugestaltung des
Medizinstudiums wirkten sich die Anforderungen zur Realisierung
des sozialpolitischen Programms aus. So wurden in den letzten
Jahren weitere Veränderungen vorgenommen, mit der Zielstellung
der Erhöhung des Leistungsstandes und Verbesserung der praktischen Ausbildung der Absolventen.

Die Ausbildung der Studenten im Fachgebiet Chirurgie gestaltet
sich nach Lehrprogrammen, die von einer Arbeitsgruppe, die sich
aus anerkannten Hochschullehrern der Chirurgie zusammensetzte,
erarbeitet und vom Minister für das Hoch- und Fachschulwesen der
DDR als verbindliche Richtlinien bestätigt wurden. Durch diese
Verfahrensweise konnte das fachspezifische Anliegen der Chirurgie auch in einer günstigen Relation zu anderen Fächern gewahrt
werden. In den Lehrprogrammen für Chirurgie sind die Schwerpunkte
der chirurgischen Ausbildung ausgewiesen. So sollen den Studenten u.a. Fähigkeiten auf Gebieten lebensbedrohlicher Erkrankungen
vermittelt werden, d.h., besondere Kenntnisse zu Fragen der abso-
luten chirurgischen Indikationen. In diesem Zusammenhang messen
wir der Ausbildung zur Behandlung Unfallverletzter große Bedeutung bei.

Den Hauptinhalt der Ausbildung stellen natürlich die häufig an-
zutreffenden chirurgischen Erkrankungen dar, deren Symptome und
Therapiegrundsätze zu vermitteln sind. Dazu gehört auch das Wissen auf den Gebieten der Kinder-, Neuro- und Gefäßchirurgie sowie der Nachbardisziplinen Onkologie, Endokrinologie und Ge-
riatrie.

Zu den wichtigsten praktischen Fertigkeiten, die zu erlernen
sind, zählen die einfache Wundversorgung, Venenpunktion, Venae
sectio, das Legen von Kathetern, Punktionen etc. — inklusiv po-
liklinische Notfallmaßnahmen.

Die Vermittlung dieser hier nur kurz skizzierten Aufgaben beginnt bereits im 5. Semester. In 32 Std werden die Grundlagen der Chirurgie gelehrt, darunter die wichtigsten Fragen der allgemeinen Chirurgie, z.B. die Lehre von Wunde und Wundheilung, Aseptik und Antiseptik, Blutung — Blutstillung usw.

Im 6. Semester beginnt die Hauptvorlesung für Chirurgie, die wöchentlich mit 2 Std bis zum 9. Semester (insgesamt 120 Std) gehalten wird. Sie dient zur Vermittlung der wichtigsten Krankheitsbilder in der Chirurgie. Diese Hauptvorlesung, meistens vom Ordinarius selbst gestaltet, dient zugleich zur Selbstdarstellung der einzelnen chirurgischen Teildisziplinen und soll im Sinne einer Vorbildwirkung zur Persönlichkeitsentwicklung der Studenten beitragen.

Nach bestimmten zeitlichen Richtwerten werden auch die chirurgischen Spezialgebiete wie Kinder-, Neuro- und Herz- und Gefäßchirurgie von den entsprechenden Fachvertretern gelehrt. Diese sog. Hauptvorlesung, wovon ein Drittel der Stunden als seminaristische Unterrichtung erfolgen soll, bildet die Grundlage der Ausbildung von Studenten im Fach Chirurgie.

Eine weitere Möglichkeit der Stoffvermittlung chirurgischer Erkenntnisse besteht in einer zusätzlichen Vorlesungsreihe im 10. Semester, wo in 2 Std wöchentlich die Belange der Chirurgie in Verbindung mit Nachbardisziplinen im Rahmen der sog. interdisziplinären Themenkomplexe, Leitsymptome und Notfallsituationen abgehandelt werden. Diese interdisziplinäre Vorlesungsreihe erfordert eine genaue inhaltliche und zeitliche Abstimmung zwischen den einzelnen Fachvertretern, damit ihre volle Wirksamkeit garantiert wird. Diese Form, die sehr effektiv sein kann, bedarf jedoch noch einer weiteren Verbesserung.

Nach Ablegung der Examina in den Hauptfächern folgt ein einjähriges klinisches Praktikum (6. Studienjahr).
Es wird in diesem Jahr erstmalig eingeführt und dient zur Verbesserung der praktischen Ausbildung sowie zur Erweiterung und Vertiefung von Kenntnissen und Fähigkeiten auf den Gebieten der Diagnostik, Therapie und Prophylaxe. Dabei sind die Ausbildungsabschnitte: 4 Monate Innere Medizin, 4 Monate Chirurgie und 2,5 Monate ein Fachgebiet eigener Wahl zu absolvieren. Nach Abschluß dieses praktischen Jahres findet ein "interdisziplinäres Kolloquium" statt, und zwar in Form eines Gesprächs in Gruppen bis zu vier Studenten vor einer Hochschullehrerkommission.

In diesem Kolloquium stellt der Absolvent die im praktischen Jahr erworbenen ärztlichen Kenntnisse und Fertigkeiten unter Beweis und zeigt damit, daß er das Ausbildungs- und Erziehungsziel des Medizinstudiums erreicht hat und approbationsfähig ist.

Wir hoffen, daß gerade der letzte Ausbildungsabschnitt den Absolventen in die Lage versetzt, dann vollwertig im Gesundheitswesen tätig zu werden.
Hervorzuheben wäre noch, daß wir die Ausbildung während des Studiums als Einheit mit der Weiterbildung zum Facharzt sehen, also nach der Approbation ein breitdisponibler Arzt seine Tätigkeit nach freier Wahl aufnehmen kann.

II. Weiterbildung zum Facharzt für Chirurgie

Weiterbildung – Anspruch und Wirklichkeit

M. Allgöwer

Im Hinblick auf die konkreten Ausbildungsprogramme der nachfolgenden Referenten möchte ich mich auf Grundsatzfragen sowie einige psychologische Aspekte der Selbsterziehung zum Chirurgen beschränken.

Vorerst eine offensichtliche Frage: *Ist das Problem neu, oder ist etwas neu an dem Problem?* Der Verantwortungsbewußte und der Wache, sie wußten es schon immer: Weiterbildung ist dringendes Gebot während der ganzen Dauer eines Berufslebens. Für kein Fach gilt dies eher als für die von den dynamischen Naturwissenschaften vorangedrängte chirurgische Medizin. Motivierung und Verantwortung für die eigene Weiterbildung lagen in der Vergangenheit fast ausschließlich beim Individuum, bestenfalls noch bei seinen Lehrmeistern.

Die Frage des heutigen Symposiums geht wohl dahin, ob dies in Zukunft geändert werden soll und kann. *Gibt es Sicherheit durch Kontrolle auch in der Chirurgie?* Nicht selten hört man den Vergleich mit den Piloten, die sich in kurzen Abständen einer Überprüfung ihrer beruflichen und physischen Fähigkeiten zu unterziehen haben. Die Kontrolle ärztlichen Handelns ist allerdings ungleich schwieriger, denn sie setzt sehr komplexe zwischenmenschliche Motivierung voraus, die sich nicht testen läßt. Gerade diese Motivierung kann leicht durch bürokratische Maßnahmen Schaden erleiden.

Die Angst vor der Bürokratie darf aber wiederum nicht als Vorwand dienen, um den technisch prüfbaren Aspekt ärztlicher Tätigkeit völlig unbeaufsichtigt zu lassen, wenn erst einmal die Hürden des Ärzteexamens genommen sind. Das Gesetz von "Angebot und Nachfrage" — d.h. die Arztwahl lediglich nach "Ruf und Zustrom" — arbeitet für den einzelnen Patienten gelegentlich zu langsam und zu ungenau und bewahrt nicht automatisch vor vermeidbarem Schaden.

Unsere Zeit hat wie keine zuvor deutlich werden lassen, daß in dem Spannungsfeld zwischen individueller Eigenverantwortung und Kontrolle durch die Allgemeinheit beide Elemente in weiser Mischung notwendig sind. Viele Beispiele kostspieliger und lähmender Bürokratie lassen allerdings einen entschlossenen Kampf für die Priorität der individuellen Initiative und Freiheit notwendig erscheinen. Wenn wir somit für die Weiterbildung gewisse Kontrollen bejahen und damit die Frage nach Freiheit oder Kontrolle mit einem sowohl als auch beantworten, so sei gleich betont, daß Kontrollen immer nur ein Minimum erwirken können, das ohne individuelle Selbstverwirklichung klägliches Stückwerk bleibt. Es wird also unsere Aufgabe sein müssen, vorerst das

kontrollierbare Minimum zu definieren und hernach anzudeuten,
was dem Individuum darüber hinaus zu tun bleibt.

*Kontrollierbar ist das Ausbildungsangebot einerseits und die
individuelle Leistung des in Ausbildung begriffenen Chirurgen
andererseits.* Dienstleistungsauftrag und Ausbildungsauftrag sind
nicht immer leicht vereinbar, da die Sicherheit für den Patienten
im Vordergrund zu stehen hat. Der Operationskatalog stellt aber
die Forderung auf, bestimmte Eingriffe in genügender Anzahl als
Operateur erfolgreich durchgeführt zu haben. Die Antwort heißt:
Assistenz und langsam abnehmende Kontrolle durch den Älteren.
Aber — in welchem erfolgshungrigen Chirurgenherzen oder Univer-
sitätszentrum gilt gekonntes und geduldiges Assistieren als eine
der höchsten Tugenden?

Wesentlich für die chirurgische Weiterbildung ist auch ein genü-
gendes Rotationsangebot. Es wird fast allerorts durch die Schaffung fachlich und insbesondere administrativ unabhängiger Fach-
kliniken erschwert, denn vernünftigerweise können die einzelnen
Rotationszeiten 4-8 Monate nicht überschreiten, wenn chirurgische Ausbildung in 6 Jahren erarbeitet werden soll. Die Integration der Spezialkliniken zu einem organisch funktionierenden
"Chirurgischen Departement" liegt somit nicht nur im Interesse
einer integrierten Patientenbehandlung, sondern auch in demjeni-
gen einer genügenden Ausbildung unserer Chirurgen.

Das Ausbildungsangebot muß aber auch all die notwendigen Indika-
tions- und Komplikationskonferenzen mit ihren Wechselgesprächen
zwischen Ausbildnern und Auszubildenden beinhalten, wobei die
Rollen nicht selten vertauscht sein können, wenn es sich um die
Vermittlung neuer Erkenntnisse handelt.

Korrelat des Ausbildungsangebotes ist die Leistungskontrolle.
Natürlich geschieht dies unmerklich und laufend an jeder größeren Klinik, aber viele von uns Älteren werden mit einigem Schuld-
gefühl eingestehen, daß der Feed-back zu den Auszubildenden
teils aus Zeitmangel, teils aus falscher Rücksichtnahme nicht
immer optimal verläuft. Es sei auch nicht verschwiegen, daß die
Notwendigkeit der Dienstleistung mit relativ breitem ärztlichem
Personalbedürfnis eine wirklich scharfe Elimination weniger geeigneter Kandidaten aus betrieblichen Gründen erschwert. Sind sie
aber erst einmal 2-3 Jahre "mitgelaufen", so scheint es oft kaum
mehr verantwortbar, diese Ausbildungsjahre durch späte Elimination nutzlos werden zu lassen. *Ein Zukunftsgespräch des zuständigen Ausbildungsleiters ein Jahr nach Beginn der chirurgischen
Ausbildung muß als dringende Forderung aufgestellt werden.* In
unserem Departement versuchen wir, die Leistung des Kandidaten
durch Qualifikationsblätter am Schluß jeder Rotationsperiode zu
erfassen. Leider verunmöglicht die Dienstleistung wiederum nicht
allzu selten, die "Prüflinge" während des ersten Jahres an entsprechend kritischer Stelle einzusetzen, um sie nachher auch gül-
tig zu werten. Wir sind aber bestrebt, das endgültige Verbleiben
im chirurgischen Ausbildungsprogramm 1 bis 1 1/2 Jahre nach Beginn der Ausbildung endgültig zu entscheiden.

In größeren gesundheitspolitischen Räumen, wie z.B. in der EWG
oder wohl auch in der kleineren EFTA, vielleicht aber überhaupt,

wird man nicht mehr um die Einführung eines einheitlichen chirurgischen Abschlußexamens herumkommen. Für die entsprechende Wissensprüfung ist heute die Examenstechnologie weit genug vorangeschritten, um einen zu großen personellen Leerlauf zu vermeiden. Ein so wichtiges Examen wird indessen nicht ohne individuelle Prüfung von Fertigkeiten auskommen. Prüfung der Fertigkeiten bedeutet aber einen großen personellen Aufwand an Examinatoren und es wird notwendig sein, dabei die Tücken inter- und intrauniversitärer Rivalitäten realistisch einzuschätzen und durch entsprechende Zusammensetzung der Prüfungsgremien zu neutralisieren. In den Vereinigten Staaten ist es nicht beim Abschlußexamen des Chirurgischen Facharztes geblieben, sondern in zunehmendem Maße wird ein Ausweis über "continuous education", gelegentlich sogar periodische "recertification" verlangt.

Die Schweizerische Gesellschaft für Chirurgie hat der Forderung nach ständiger Fortbildung dadurch nachzukommen versucht, daß sie neben dem in der ersten Jahreshälfte stattfindenden Jahreskongreß in der zweiten Jahreshälfte einen eigentlichen Fortbildungskurs durchführt. Er ist für die Fachärzte — einstweilen — freiwillig. In den 6 Jahren der Ausbildung ist der in Ausbildung stehende Chirurge verpflichtet, an zwei solchen Fortbildungskursen teilzunehmen — ein Minimum, das von den meisten weit überschritten wird.

Damit ist das Stichwort gegeben: die Kontrolle soll und kann nur ein Minimum an Weiterbildung prüfen. *Hauptlast und Hauptfreude wirklicher Weiterbildung bleibt beim Individuum.* Nichts geht über die Selbsterziehung in einem kameradschaftlichen Klinikteam, wo in steigender Verantwortung die physischen und psychischen Kräfte und Widerstandsfähigkeiten erprobt und wo schließlich jeder sein persönliches Image als Grundlage der endgültigen chirurgischen Berufstätigkeit schafft.

Lassen Sie mich einige mir in dieser *Selbsterziehung* wichtig erscheinenden Punkte aufzählen. Sie sind allerdings so individuell, daß ich nicht daran zweifle, daß jeder der hier Anwesenden Zusätzliches beifügen könnte oder die einzelnen Elemente verschieden gewichten würde.

Für mich liegt die erste, wichtigste und beste Ausbildungsmöglichkeit in der intensiven Teilnahme am chirurgischen Alltag, d.h. in der kritischen Beobachtung und ihrer Verarbeitung. Nicht umsonst heißt es, daß für denjenigen ein Tag tausend Taschen aufweist, der viel hineinzustecken hat. Nicht allzu selten wird beim Kaffee über mangelnde Förderung "durch die Alten" geklagt, während dieselben Alten im OP einen Eingriff durchführen, bei dem es viel zu beobachten, zu kritisieren und zu lernen gäbe. Um das zu realisieren, bräuchte es die Überwindung des kleinen inneren Trägheitsmomentes.

Ein wohlgeplanter, anatomisch und pathophysiologisch vorbereiteter Eingriff vermittelt mehr Erkenntnisse und mehr praktische Erfahrung als zehn oberflächliche "Erledigungsoperationen". Zur Vorbereitung gehört klare Konzeption der Lagerung, des Zuganges, des benötigten Instrumentariums mit entsprechenden Anweisungen an die helfenden Schwestern, die es zu danken wissen.

Oft wird gestöhnt, daß die viele Routinearbeit die Fortbildung
beeinträchtigt und doch gäbe es so viele Erledigungsarbeiten,
die, wenn speditiv in Angriff genommen, wenig Zeit benötigen,
deren Zeitbedarf aber beim Hinausschieben geometrisch progressiv ansteigt.

Spitzensportler haben gelernt, sich im Urteil ihrer Kameraden
und wohl auch in der Television selber zu beurteilen und ständig
zu verbessern — Gleiches ist auch für den Chirurgen möglich und
notwendig. Wenn man sich einmal in der Television an der Arbeit
gesehen hat, weiß man, daß nicht nur der Kollege etwas grob operiert! Der Ausbildner muß technisch wie psychologisch die Rolle
eines unerbittlichen aber wohlwollenden und aufmunternden Coach
übernehmen.

Die manuellen Voraussetzungen des Operierens werden nicht vor
allem im OP, sondern in "Mußestunden" erworben, und kein Chirurge sollte sich zu gut oder zu alt vorkommen, um regelmäßig an
seiner manuellen Fertigkeit zu arbeiten. Erstaunlich ist, wie
wenig Chirurgen systematisch gegen die individuell sehr verschieden ausgeprägte "Selbstsabotage" ankämpfen. Das öffentliche
Arbeiten im Team fällt vielen von uns nicht leicht und das ver-
meintlich oder wirklich beobachtende Auge der vielen Anwesenden
ist für den einen Ansporn, für den anderen Hindernis bei der vol-
len Entfaltung der vorhandenen Fähigkeiten. Es gibt zu denken,
daß viele Chirurgen mit 30-50% ihrer eigentlichen manuellen Fähigkeiten arbeiten, weil ihnen die Selbstsabotage beträchtliche
Streiche spielt. Die Pathophysiologie des psychogenen, vielleicht
auch adrenalinbedingten Intentionstremor ist erstaunlich wenig
erforscht. Ein pragmatisches Mittel dagegen ist völlige Automa-
tisierung der technischen Handgriffe, die sich — wie gesagt —
nicht im OP, sondern zuhause in der stillen Klause erlernt. Die
Kunst, in Ausgeglichenheit der Seele — aequanimitas — das Beste
für den Patienten zu tun, ist für viele von uns ein ganzes Chir-
urgenleben hindurch ein schwer erreichbares Ziel. Es braucht
dazu ein wohlabgewogenes Gleichgewicht von Selbstvertrauen und
Selbstkritik. Kameradschaftliche Hilfe des Älteren kann hier viel
beitragen.

Nicht zu unterschätzen ist der Wert kritischer eigener wissenschaftlicher Arbeit, und zwar nicht nur wegen ihrer Bedeutung
für die spätere Karriere (z.B. nach dem schönen Motto: Schreib-
ste so bleibste), sondern weil die Bearbeitung eines Problems,
die Analyse der Resultate — seien sie experimenteller oder klinischer Natur — und schließlich die klare Formulierung wesentlich
problembewußter werden lassen.

Last, but not least; seien Aufenthalte in fremden Kliniken oder
Sprachgebieten zur Abrundung einer chirurgischen Ausbildung erwähnt. Der unglücklichen Tendenz, in jedem Land Ausländersperren
zu errichten, sollten wir uns entgegenstemmen. Auslandaufenthal-
te sollen persönlicher Initiative entspringen, aber es dürfte
wohl klar sein, daß die Realisierung stark von der Selektion,
resp. Qualifikation abhängt, die man sich in der eigenen Institution erarbeitet hat. Das heißt, daß dieses "Ausbildungsangebot" stark von der erworbenen Qualifikation abhängt. Damit
schließt sich der Kreis zwischen der rein individuellen Anstren-

gung für die eigene Weiterbildung und der Einordnung in das Angebot der evaluierenden und kontrollierenden Umgebung. Primum
movens bleibt das Individuum.

Weiterbildung in der Chirurgie im Departmentsystem

H.G. Borst

In unserer Zeit des Infragestellens aller Bildungswege ist auch
die weiterführende Bildung zum Facharzt in Bewegung gekommen —
Zu Recht nach meiner Auffassung, sind wir doch an eine Grenze
gelangt, wo sich Eskalation und Diversifikation der medizinischen
Erkenntnis nicht mehr mit traditionellen Mitteln bewältigen lassen.

Beruhte die chirurgische Lehre in der Vergangenheit auf einer
individuellen Betreuung des Schülers durch seinen Meister, so
wird heute eine integrierte Schulung des jungen Chirurgen zwin-
gend. Die Schaffung der Teilgebiete der Chirurgie in der Bundesrepublik trägt dieser Entwicklung formell Rechnung, desgleichen
die Regel, daß der Schüler den Lehrer mindestens einmal wechseln
muß.

Eine umfassende Schulung des Chirurgen ist derzeit durch unsere
Weiterbildungsordnung weder von der Sache her noch gegenüber der
Öffentlichkeit garantiert. Die Weiterbildungsordnung für Chirurgie beruht im Kern auf einem Katalog zu erbringender Operationen,
wie dies in Tabelle 1 dargestellt ist. Seine Erfüllung mag bestenfalls den Operateur auszuweisen, nicht aber den denkenden
Chirurgen. So wird in der Weiterbildungsordnung z.B. nicht der
Nachweis umfassender Kenntnis in der Pathophysiologie verlangt,
wie sie heute für die Meisterung der doch so häufigen prä- und
postoperativen Grenzsituationen erforderlich ist. Erfahrungen
in den funktionell ausgerichteten Wissenschaften — selbst und
ausgerechnet — in der experimentellen Chirurgie, sind auf die
Facharztanerkennung nicht anrechenbar.

Der Operationskatalog selbst ist dergestalt auf die Eingriffe
aus der viszeralen und Unfall-Chirurgie ausgerichtet (Tabelle 2),
daß er in jedem Krankenhaus voll erbracht werden kann und unter-

Tabelle 1. Operationskatalog Facharzt Chirurgie

Op.-Gruppe	Anzahl geforderter Ops
1. Unfallchirurgie	100
2. Stütz-, Bewegungsapparat	30
3. Kopf - Hals	30
4. Brustwand, -höhle	20
5. Bauch, -höhle	170
6. Plast., Wiederherst.	20
7. Nerven, Gefäße	10
	380

Tabelle 2. Verteilung der geforderten Eingriffe

Op.-Gruppen No. nach Katalog	Op.-Schwerpunkte	%
3/5	"Viszeral/Endokrine"	53
1/2/6	"Unfall/Wiederherst."	39
4/7	"Thorax/Gefäße"	8

Tabelle 3. Grundparameter einer Weiterbildungsstätte

1. Anzahl Krankenbetten
2. Patientenliegezeit
3. Fächerung der Schwerpunkte
4. Operationsfrequenz
5. Ärztlicher Stellenplan

bewertet beispielsweise die Bedeutung der Eingriffe am Gefäßsystem oder im Thorax, die jeder Chirurg heute zumindest in Notfallsituationen beherrschen müßte. Der in der Tabelle benutzte Begriff "Schwerpunkte" operativer Eingriffe dient hier und im folgenden der vereinfachten Darstellung, er läßt die oft willkürlich gesetzten Abteilungsgrenzen außer acht. Schließlich, und sicherlich nicht zum geringsten, fehlt in unserem Lande eine wirkungsvolle Leistungskontrolle des Schülers, der Lehrer und ganz besonders der Lehrinstitution, wofür — wie wir noch hören werden — die holländischen Chirurgen selber sorgen. Beim gegenwärtigen Stand der Dinge wird weder der Leiter unter den Zwang gestellt, ein klares Programm anzubieten, noch besitzt der Weiterzubildende in der Regel einen nennenswerten Einfluß hierauf. Es muß jedoch Anliegen von Lehrern und Schülern sein, auf eine Verbesserung der Weiterbildungsordnung sowie ihrer Anpassung an die internationalen Normen hinzuwirken. Besonders an den Universitäten gilt es, den verhältnismäßig großen Spielraum unserer Ordnung zur Organisation einer möglichst fundierten Weiterbildung zum Fach- oder Teilgebietschirurgen hier und jetzt zu nutzen.

Im folgenden will ich mich kurz mit den Voraussetzungen und der praktischen Durchführung einer integrierten Weiterbildung im Departmentsystem beschäftigen, wobei ich mich auf unsere 10jährigen hannoverschen Erfahrungen stützen möchte.

Die Grundparameter der Leistungsfähigkeit einer Weiterbildungsstätte sind in erster Annäherung die in Tabelle 3 dargestellten: Die Anzahl der Krankenbetten, die Liegezeiten der Patienten und die Fächerung der Abteilungen sowie weiterhin die Operationsfrequenzen und schließlich der ärztliche Stellenplan. Das Angebot an chirurgischen Krankenbetten an den deutschen Hochleistungskliniken schwankt zwischen 150 und 500, die Durchgangszeiten sind in den letzten Jahren durchwegs auf 11 bis 19 Tage, in Hannover auf 13 Tage, zurückgegangen. Unserem Department stehen für die chirurgische Lehre insgesamt 410 Krankenbetten zur

Tabelle 4. Verteilung der stationären Operationen (~ 9000) und der Krankenbetten (410). Department Chirurgie der MHH 1976

Op.-Schwerpunkte	Soll Op. % nach Katalog	Ist Op. %	Ist Betten %
"Viszeral/Endokrine"	53	48	45
"Unfall/Wiederherst."	39	38	33
"Thorax/Gefäß"	8	14	22

Tabelle 5. Relation Assistenten/Krankenbetten. Department Chirurgie
der MHH, 1976

Op.-Schwerpunkte	Betten	Assistenten	Assistent/Bett
"Viszeral/Endokrine"	184	33	0.17
"Unfall/Wiederherst."	136	24	0.18
"Thorax/Gefäß"	90	17	0.19
	410	74	0.18

Verfügung (Tabelle 4). Etwa 9000 stationäre und 4500 ambulante
Eingriffe wurden 1976 vorgenommen. In dieser Tabelle sind je-
weils in Prozentsätzen die Soll-Operationszahlen der drei großen
Schwerpunkte den tatsächlichen Eingriffen und den zugehörigen
Bettenzahlen gegenübergestellt. Wie man sieht, ist die Thorax-,
Herz- und Gefäßchirurgie gegenüber der allgemeinen und Unfall-
Chirurgie deutlich überrepräsentiert, ein Faktum, das unter an-
derem mit der speziellen regionalen Aufgabenstellung in der Kran-
kenversorgung zusammenhängt. So wurden 1977 in meiner Klinik allein über 700 offene Herzeingriffe vorgenommen.

Das Verhältnis zwischen in Hannover verfügbaren Krankenbetten
und Assistentenstab (hier und auch im folgenden jeweils ohne
Hochschullehrer und Oberärzte) zeigt die Tabelle 5. Wie man
sieht, sind die Assistenten in etwa paritätisch auf die einzelnen Schwerpunkte aufgeteilt. Der Quotient Assistent/Krankenbett
beträgt 0,18, was in einer Größenordnung mit den Vergleichszah-
len z.B. der chirurgischen Universitätsklinik Heidelberg (0,18)
und der allgemeinchirurgischen Klinik Groningen (0,15) liegt.

Im folgenden werden wir nun prüfen müssen, ob und unter welchen
Bedingungen man mit einer solchen Relation die Facharztqualifikation zum Chirurgen erreichen kann. Bei 9000 stationär durchgeführten Operationen errechnet sich für einen Stab von 74 Assistenten eine mittlere Leistung von 124 Eingriffen pro Assistent/
Jahr gegenüber einem Soll nach Weiterbildungsordnung von nur 63
Operationen/Jahr (Tabelle 6).

Diese eher virtuelle Leistungszahl — sie schließt Chef- und
Oberarztoperationen nicht ein — stimmt optimistisch, jedoch wird
sie nur erreicht, wenn eine Kardinalbedingung erfüllt ist: Die
Bereitwilligkeit der Senior-Chirurgen, größere stationär vorge-
nommene Operationen in erheblichem Umfang abzugeben bzw. zu assi-

stieren. Die hannoverschen Verhältnisse zeigt eine Zusammenstellung, die mir Herr Pichlmayr freundlicherweise überlassen hat (Abb. 1). Man erkennt in der Abbildung, daß etwa 60% der stationär vorgenommenen Operationen bis hinauf zur Magenresektion vom chirurgischen Nachwuchs entweder selbst oder unter oberärztlicher Assistenz erbracht worden sind, gegenüber etwa 30% in der Gruppe der noch umfänglicheren Eingriffe. Eine weitere Illustration aus dieser Klinik (Tabelle 7) beweist am Beispiel von sieben typischen Bewerbern, daß das Soll der Facharztanerkennung für Chirurgie in jedem Fall nicht nur erreicht, sondern ganz erheblich überschritten worden ist. In der Tat läßt sich für das Gesamtdepartment nach 10jähriger Tätigkeit feststellen, daß alle Bewerber die Facharztqualifikation anstandslos erreicht haben.

Tabelle 6. Relation stationäre Op.-Frequenz/Assistent/Jahr. Departmant Chirurgie der MHH, 1976

Op.-Schwerpunkte	Ops.	Assistenten	Op./Assistent
"Viszeral/Endokrine"	4386	33	133
"Unfall/Wiederherst."	3476	24	144
"Thorax/Gefäß"	1314	17	77
	9176	74	

Ist = 124

Ops/Ass./Jahr

Soll = 63

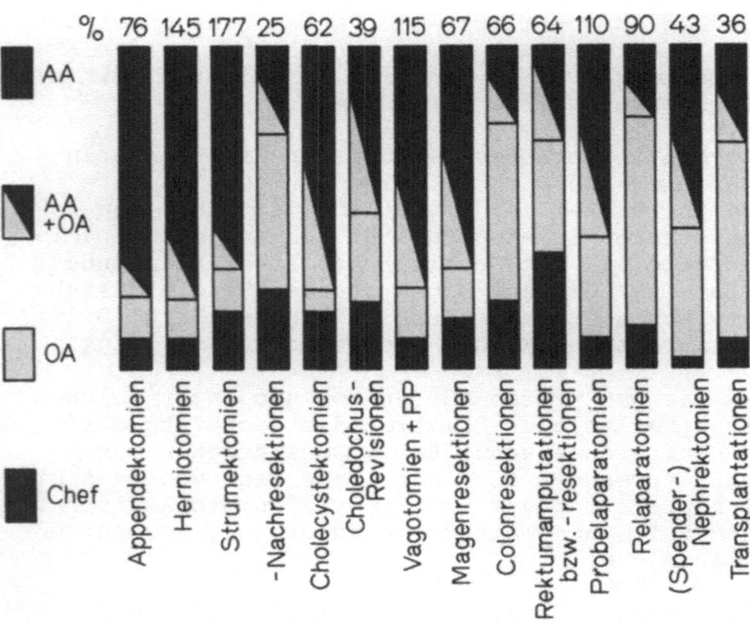

Abb. 1. Prozentuale Verteilung verschiedener Standardoperationen auf verschiedene Gruppen von Operateuren (1974). Medizinische Hochschule Hannover, Dept. Chirurgie, Klinik für Abdominal- u. Transplantationschirurgie

Tabelle 7. Operationszahlen Soll- und Ist-Werte (7 Facharztbewerber 1974).
Department Chirurgie der MHH

Empfohlene Operationszahlen		Erreichte Operationszahlen nach 5 Jahren[a]
Gruppe		
1. Unfallchirurgie	100	122 ± 39
2. Stütz- u. Bewegungsapparat	30	37 ± 17
3. Kopf und Hals	30	65 ± 30
4. Brustwand u. Brusthöhle	20	51 ± 28
5. Bauchwand u. Bauchhöhle	170	182 ± 21
6. Plast. u. wiederherst. Chir.	20	21 ± 6
7. Nerven und Gefäße	10	64 ± 85
	380	541 ± 82

[a] Alte Weiterbildungszeit

Es soll an dieser Stelle nicht verschwiegen werden, daß all dies
unter den auf der ganzen Welt typischen Opfern des Nachwuchs-
Chirurgen zustande kommt, Opfer, die sich nur recht unzulänglich
anhand der Überstundenzahl illustrieren lassen. Sie liegt in
Hannover um die 100 pro Monat und wird wohl in dieser Größenordnung bleiben, ob die Stunden bezahlt werden oder nicht, es sei
denn, man würde die Leistung reduzieren oder den Assistentenstab
massiv erhöhen, was keiner im Grunde wirklich wünschen kann.

Im Rahmen des Globalplanes für die Weiterbildung in der Chirurgie ist es erforderlich, eine zweckmäßige Aufteilung der einzelnen Rotationsperioden sowie einen brauchbaren Zeittakt zu finden.
In praxi ergeben sich in Hannover folgende Verhältnisse: Der junge Assistent bewirbt sich beim Department oder beim Leiter einer
der Kliniken, muß sich der Weiterbildungskommission, einem Gre-
mium von Klinikdirektoren, Oberärzten und Assistenten vorstellen
und wird so dann auf die nächstverfügbare, freie Position des
Gesamtstellenpools eingewiesen. In seinem Basistraining [1]
durchläuft er einen ersten allgemeinverbindlichen Weiterbildungs-
abschnitt von 3 Jahren in der Rotation. In einem zweiten Abschnitt von weiteren 3 Jahren erfolgt in der Regel die feste Zu-
ordnung des Assistenten zum Stellenplan der Klinik seiner Wahl
und eine erneute, je nach Interessenschwerpunkten ausgestaltete
Rotation auf dem Niveau des Stationsarztvertreters und/oder des
Stationsarztes. Der Assistent sollte dabei nach Möglichkeit auf
zwei verschiedenen Entwicklungsstufen ein und denselben Bereich
passieren.

Wiederum in erster Annäherung von den Anforderungen des Opera-
tionskatalogs ausgehend, hatte ich im Jahr 1972 einen Rotationsplan für die Assistenten des Departments ausgearbeitet [2], der
jetzt auf die 6jährige Weiterbildung hochgerechnet worden ist.
Dabei wurden grundsätzlich 6monatige Rotationsphasen festgelegt.
Über die Dauer der Rotationsblöcke ist sehr viel geschrieben und
diskutiert worden. Sie variiert zwischen 6 Wochen (z.B. in den
USA) über 3 Monate (im Beispiel Groningen [3]) bis zu unserem
6monatigen Zeittakt, den wir vorziehen, weil er dem Assistenten

erlaubt, sich in den jeweiligen Verantwortungsbereich voll einzuarbeiten.

Es liegt auf der Hand, daß ein Rotationsmodus um so übersichtlicher und leichter zu handhaben ist, je starrer er eingehalten wird. Auf der anderen Seite würde dies den Freiraum, vor allem für den besonders Begabten und auch wissenschaftlich Interessierten, einengen, abgesehen davon, daß die zwangsläufig variablen Bedürfnisse der einzelnen Kliniken nicht genügend berücksichtigt würden. Infolgedessen bemühen wir uns, den Rotationsplan auf die Wünsche des einzelnen wie auch seiner Arbeitsstätte zurechtzuschneidern.

In Tabelle 8 ist die Aufteilung der einzelnen Rotationsperioden auf die erforderlichen 6 Jahre für die drei im Department vertretenen Hauptrichtungen der Chirurgie dargestellt. Man erkennt, daß jeweils grundsätzlich vier Rotationsperioden im stationären Bereich des vom einzelnen angestrebten Schwerpunktes, je ein bis drei Perioden im stationären Bereich der Nachbarkliniken, zwei bis drei Perioden an den sogenannten Funktionsstellen, d.h. Poliklinik und Intensivpflegeeinheiten und schließlich eine Periode in der wissenschaftlichen Forschung verbracht werden. Es verbleiben dann bis zu 6 Monaten der Weiterbildung z.B. in Nachbarkliniken oder Instituten.

Es versteht sich, daß innerhalb der einzelnen Kliniken Lehrprogramme abgewickelt werden, wie dies anhand des beispielhaften wöchentlichen Lehrplans der unfallchirurgischen Klinik in Abb. 2 dargestellt ist. Insbesondere steht jeder Klinik wöchentlich 1 operationsfreier, der sogenannte akademische Tag zur Verfügung. Neben den regelmäßigen Chef- und Oberarztvisiten werden in jeder Einheit Komplikations- und Todesfall-Konferenzen, organisatorische Treffen und Literatur-Konferenzen durchgeführt. Neben der am Mittwoch stattfindenden Weiterbildungsveranstaltung des Gesamtdepartments wirken gemeinsame Kommissionen, gemeinsame Dienste und der Einsatz in übergreifenden Bereichen, wie etwa der Poliklinik, der Operations-Abteilung und den Intensivpflege-Stationen als integrierende Faktoren auch in der Lehre.

Tabelle 8. Rotationsplan der Weiterbildung zum Facharzt (6monatige Rotation: 12 Perioden = 6 Jahre). Department Chirurgie der MHH

Bereiche	angestrebter Schwerpunkt		
	Viszerale/ Endokrine	Thorax/ Gefäß	Unfall/Plast.- Wiederherst.
Abdominal/Allgemein	4	2 - 3	2 - 3
Thorax/Herz/Gefäß	2	4	1 - 2
Unfall/Plast.-Wiederherst.	2	1 - 2	4
"Funktionsstellen" (Poliklin., Intens., Transpl.)	2 - 3	2 - 3	2 - 3
Forschung	1	1	1
Sonstiges (Neurochir., Urolog., Anästh.)	O - 1	O - 1	O - 2

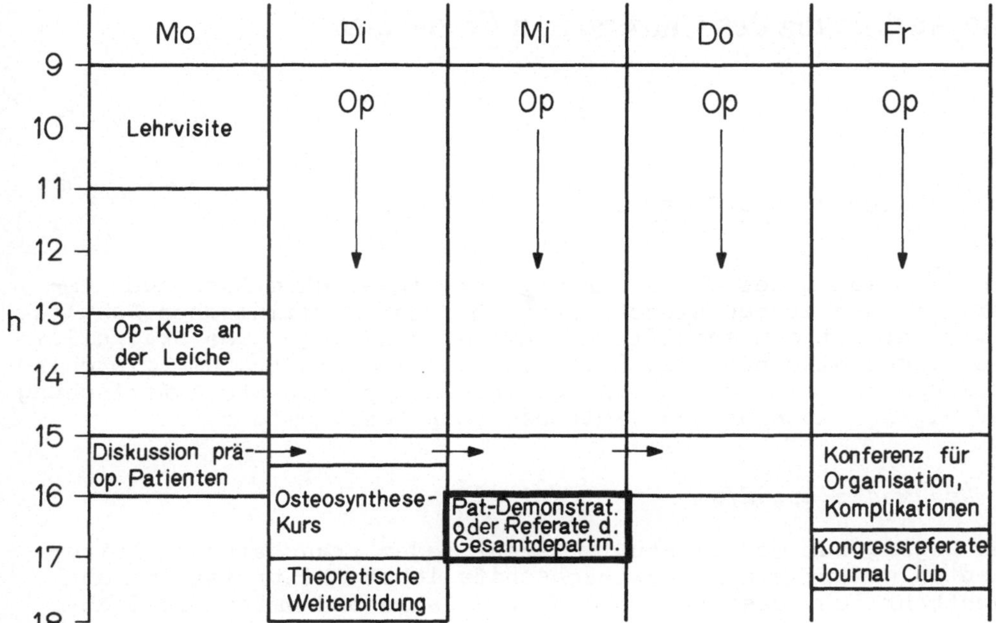

Abb. 2. Weiterbildungsveranstaltungen. Unfallchirurgische Klinik der MHH

Meine Damen und Herren, ich möchte meine wohl etwas mechanisti-
schen Ausführungen mit einem Zitat aus PLATONs "Der Staat", 4.
Buch, abschließen, das dem heutigen festlichen Anlaß eher gerecht wird:

"Wenigstens scheint es, o Adeimantos, daß der Richtung, die einer durch seine
Erziehung erhalten hat, auch das Weitere entspricht."

Ein Programm, und sei es noch so ausgetüftelt, macht noch keine
Schule — sie lebt von Geist und Herz der Lehrer! In diesem Sinne
sind wir Dir dankbar, lieber RUDOLF ZENKER, daß Deine Schule uns
die Richtung gewiesen hat, auch den heutigen Aufgaben und Anforderungen der chirurgischen Lehre gerecht zu werden!

Literatur

1. SCOTT, H.W.: Basic surgical education. Surgery *50*, 1 (1961)
2. BORST, H.G.: Weiterbildung in der Allgemeinchirurgie aus der Sicht des
   Leiters. Langenb. Arch. Chir. 332 (Kongreßbericht 1972) 739 (1972)
3. KUIJJER, P.J.: The Residency Training Program for General Surgeons in
   Groningen, The Netherlands. World J. Surg. *1*, 381 (1977)

Die Ausbildung des Chirurgen in Frankreich

L.F. Hollender und C. Meyer

Die Ausbildung des Chirurgen beginnt, in welchem Land auch immer, mit der ersten Einschreibung bei der Medizinischen Fakultät und endet mit dem endgültigen Aus-der-Hand-Legen des Skalpells. Sie bildet also eine Ganzheit, die das Medizinstudium, die chirurgische Ausbildung und schließlich eine permanente Auffrischung des eigenen Könnens und damit der Kompetenz, umfaßt.

I. Das Medizinstudium

Der Zugang zum Medizinstudium steht jedem französischen Abiturienten offen; ein naturwissenschaftliches Abitur ist jedoch unentbehrlich. Das Studium dauert 7 Jahre und umfaßt drei Abschnitte:

1. einen ersten von zwei Jahren, der den Grundwissenschaften gewidmet ist (in etwa vorklinisches Studium).
   Dem ersten Studienjahr folgt eine strenge Prüfung, die nur 30% der Studenten zum 2. Jahr zuläßt. An der medizinischen Fakultät in Straßburg waren z.B. im Jahre 1975 1313 Studenten eingeschrieben; von ihnen wurden 398 zum 2. Jahr zugelassen, das bedeutet eine Mißerfolgsquote von 69,7%!

2. Den zweiten Abschnitt von 4 Jahren, mit dem Studium der Pathologie und der Therapie mit einer halbtägigen praktischen Ausbildung im Krankenhaus während der ersten 3 Jahre. In dieser Zeit genießen die Studenten Bezahlung und Versicherung.

3. Schließlich den dritten Abschnitt von einem Jahr mit Assistententätigkeit in einem nichtuniversitären Krankenhaus.

Während des gesamten Studienablaufs sind jährliche schriftliche anonyme und mündliche Examina abzulegen, mit Prüfung von rein gedächtnismäßigem theoretischem Wissen.

Der dritte Abschnitt wird mit drei klinischen Prüfungen (Chirurgie und Ophthalmologie oder Oto-Rhino-Laryngologie, Innere Medizin und Neuro-Psychiatrie oder Dermatologie, Gynäkologie und Geburtshilfe) abgeschlossen.

Am Ende dieser 7 Studienjahre steht die obligatorische klinische, therapeutische oder experimentelle Abhandlung, die Doktorarbeit.

II. Die Ausbildung des Chirurgen

Seit 1961 durch das "Certificat d'Etudes Spéciales de Chirurgie
Générale" (Ausbildungsordnung) vorgeschrieben, dauert sie 5 Jahre und umfaßte in ihrer ursprünglichen Konzeption eine klinisch-
operative und eine theoretische Ausbildung sowie experimentelle
Arbeiten, wobei letztere aus Mangel an Laboratorien nicht durchgeführt werden konnten. Die Ausbildung wird mit einem Schlußexamen abgeschlossen, das die erworbenen Kenntnisse überprüft.
Viel von diesem ist jedoch Theorie!

Praktisch geht die Zulassung zur allgemeinchirurgischen Ausbildung über zwei mögliche Wege: die Assistentenzeit an einer Universitätsklinik und die Assistentenzeiten an nichtuniversitären,
sogenannten anerkannten Krankenhäusern.

1. Der Wettbewerb für die Assistentenzeit an der Universitätsklinik ist ein Wettbewerb um beschränkte Plätze, abhängig
   vom Stellenbedarf. In Straßburg z.B. haben sich im Jahre 1977
   500 Kandidaten um 60 ausgeschriebene Stellen beworben, was
   einer Auswahlquote von 12% entspricht.

   Die Prüfungen teilen sich in eine Vorprüfung zur Zulassung
   und eine Zulassungsprüfung.
   Die Vorprüfung zur Zulassung besteht aus neun unbekannten
   Themen, die sich ihrerseits in vier Fragen aus der inneren
   Medizin, drei Fragen aus der Chirurgie und Gynäkologie und
   zwei Fragen aus der Biologie aufteilen; für jede Antwort gibt
   es 10 min Zeit. Zur Zulassung zugelassen sind die besten Kandidaten bis zu 300% der Anzahl der ausgeschriebenen Plätze;
   im Fall Straßburg 1977 waren es 180 Kandidaten für 60 vorhan-
   dene Plätze.
   Die Zulassungsprüfung besteht aus vier unbekannten Themen von
   je 1 h Bearbeitungszeit: eine Frage aus der inneren Medizin,
   eine Frage aus der Chirurgie, eine aus der Biologie und eine
   aus der Anatomie.

Zu diesem Wettbewerb können sich alle Medizinstudenten nach Absolvieren der ersten 5 Jahre des Medizinstudiums anmelden. Jeder
Student kann sich drei Jahre hintereinander in der gleichen Fakultät bewerben, aber er hat auch das Recht, an den Wettbewerben
zweier anderer französischer Fakultäten teilzunehmen.

Ziel ist eine praktische und theoretische Ausbildung (über einen
Zeitraum von 4-5 Jahren) für die Chirurgen, die später entweder
leitende Positionen an Universitätskliniken einnehmen, zukünftige
Leiter von nichtuniversitären Krankenhausabteilungen werden oder
noch in die Privatpraxis gehen.

Der Assistent hat je nach Klassifizierung innerhalb des Wettbe-
werbs die Möglichkeit des semesterweisen Wechsels in allgemeine
oder spezialisierte chirurgische Abteilungen, um so einen breiten
Fächer der gesamten Chirurgie kennenzulernen. Nach 4 Jahren Assistentenzeit (oder in gewissen Fällen nach 5 Jahren) kann der
Klinikleiter einer Beförderung zum Oberarzt zustimmen, der Assistent wird also "Chef de Clinique à la Faculté de Médecine,
Chirurgien-Assistant des Hôpitaux", d.h. daß er zugleich akade-

mische Funktionen der Lehre wie auch klinische Funktionen aus-
übt. Die letztere Funktion erstreckte sich auf max. 7 Jahre,
seit 1977 wurde sie auf 4 Jahre zurückgeführt, in welchen der
Chirurg seine Habilitation vorbereiten kann. Wird dem Oberarzt
eine solche Karriere nicht angeboten, so hat er die Möglichkeit,
eine Stelle in den allgemeinen oder privaten Krankenhäusern zu
finden.

2. Der anerkannte, nicht universitäre Assistentenwettbewerb
   ist ein Wettbewerb mit wesentlich weniger strengen Auswahl-
   kriterien als der obengenannte. Die Prüfung ist viel leichter und die Auswahlquote beträgt 40%. Dieser Wettbewerb
   stellt die Grundlage für Positionen an allgemeinen Krankenhäusern dar.

   Die Assistentenzeit beträgt 5 Jahre, in denen sich der Student auf die allgemeinchirurgische Ausbildung vorbereiten
   kann. Während der 2 letzten Jahre muß er noch eine theoretische Ausbildung an einer Universitätsklinik absolvieren.

   Nach dieser Zeit wird der Chirurg Oberarztpositionen oder
   aber immer seltener Chefarztposten an nichtuniversitären
   Krankenhäusern bekleiden können.

   Es gibt keinerlei Möglichkeit des Wechsels bzw. Übergangs von
   dieser Art Krankenhaus zu den Universitätskliniken.

Die Assistenten (Internes und Chefs de Cliniqueassistants) an
der Universitätsklinik haben erreicht, daß ihnen ohne Examen
das "Certificat d'Etudes Spéciales de Chirurgie Générale" über-
reicht wird als Äquivalent für ein hohes Ausbildungsniveau.

Die Assistenten an den nichtuniversitären Krankenhäusern dage-
gen müssen ein theoretisches Kontrollexamen ablegen, um die
Qualifikation eines Chirurgen zu erhalten. Zum Erlangen des
Chirurgendiploms ist das Bestehen dieser Prüfung Voraussetzung.
Ein dreimaliges Durchfallen schließt den Bewerber von weiterer
Teilnahme aus.

Außerdem gibt es noch ein *"Certificat d'Université"* (Universi-
tätsausbildung) für Ausländer. Sie beinhaltet einerseits 5 Jahre
chirurgische Assistententätigkeit in einer Universitätsklinik
oder in einem anerkannten Krankenhaus und andererseits zwei Kontrollexamen zur Überprüfung der theoretischen und klinischen
Kenntnisse. Diese Studenten kehren im allgemeinen in ihr Heimat-
land zurück.

Die chirurgische Fortbildung ist mangelhaft; sie bleibt zur Zeit
der Initiative jedes einzelnen überlassen und bedarf einer viel
besseren Strukturierung. Man muß jedoch erwähnen, daß auf na-
tionaler Ebene der französische Chirurgenkongreß jährlich 4 Tage
lang die neuesten Erkenntnisse in Form von Rundtischgesprächen,
Podiumsdiskussionen und Vorträgen großer Themen darstellt. Eine
große Zahl von Chirurgen trifft sich dort regelmäßig.

Es muß auch hinzugefügt werden, daß in verschiedenen Universitätskliniken Kolloquien für ein regionales Publikum organisiert
werden.

Nun einige kurze, durch die Zeit beschränkte Worte zur Kritik.

Rein praktisch gesehen bleibt zur Zeit der Wettbewerb zur Assistentenzeit an der Universitätsklinik der einzige Selektionswettbewerb für die chirurgische Karriere sowohl universitär als auch nichtuniversitär. Diese Art der Nachwuchsrekrutierung muß meiner Ansicht nach in unserem Land, obwohl und gerade weil sie elitär ist, aufrechterhalten werden. Jedoch sollte sie wirksamer gestaltet und das Niveau von Ausbildung und Kenntnissen strenger überprüft werden. Aus diesem Grunde wollen wir hier einige Punkte festhalten:

- Es scheint mir wünschenswert, die Zahl der Assistentenstellen den wirklich verfügbaren Stellen anzupassen und dies in für die Ausbildung anerkannten Abteilungen. Es ist leider unumgänglich, daß eine Anzahl von Assistenten gezwungen ist, eine Zeitlang in ultra-spezialisierten Abteilungen zu verbringen oder aber auch in Abteilungen, die wenig für die Ausbildung geeignet sind, nur weil in den Kliniken von hohem chirurgischem Niveau und gutem Ausbildungswert zeitlich keine Stellen zur Verfügung stehen.

- Beim Durchlaufen der chirurgischen Ausbildung müssen eine Reihe von Zielen präzisiert werden, insbesondere die Durchführung einer bestimmten Liste und Anzahl von chirurgischen Operationen, die für die Praxis der täglichen Chirurgie nötig sind (Operationskatalog).
Auch scheint mir das erforderliche Minimum 3 Jahre allgemeine Chirurgie und 2 Jahre spezialisierte Chirurgie (Traumatologie, Urologie, Thorax- und Gefäßchirurgie) zu sein.

- Die Überprüfung der chirurgischen Fähigkeiten ist angesichts der Ausweitung und Verschiedenartigkeit des Wissens eine absolute Notwendigkeit, die auch ALLGÖWER befürwortet hat.

Im Rahmen der EG ist eine gewisse Vereinheitlichung der Qualifikationsüberprüfungen in der Chirurgie notwendig, da im Augenblick noch jedes Land eine eigene Lösung bietet.

Eine Verquickung aller könnte bestimmt ein zusammenhängendes und besser funktionierendes System erbringen.

Organisation der Chirurgenausbildung
für Allgemeinchirurgie in Groningen

P.J. Kuijjer

"Surgery, nowadays, is as good as its organisation"

1. *Die Fachausbildung in den Niederlanden*

Es gibt in den Niederlanden sechs offiziell anerkannte Fachgebiete für Chirurgie (Tabelle 1).

Tabelle 1. Fachgebiete für Chirurgie in den Niederlanden

Allgemeinchirurgie
Orthopädie
Urologie
Plastische- und Wiederherstellungschirurgie
Kardio-pulmonale Chirurgie (also nicht "Thoraxchirurgie")
Neurochirurgie

Für die Fachgebiete Orthopädie, Urologie, Plastische- und Wiederherstellungschirurgie, Kardio-pulmonale Chirurgie und Neurochirurgie ist eine Vorausbildung verschiedener Dauer erforderlich (Tabelle 2).

Tabelle 2.

	Vorausbildung Allgemeinchirurgie	Fachspezifische Ausbildung
Orthopädie	2	4
Urologie	3	3
Plastische- und Wieder- herstellungschirurgie	3	3
Kardio-pulmonale Chirurgie	2	4
Neurochirurgie	1	4
Ausbildung in Jahren		

Umgekehrt aber ist es aus verschiedenen wichtigen Gründen für
die Ärzte, die sich in der Allgemeinchirurgie spezialisieren,
notwendig, sich während ihrer Ausbildung mit den genannten anderen chirurgischen Fachgebieten vertraut zu machen.
In den Niederlanden verbringt der Assistenz-Arzt ein ganzes Jahr

seiner sechsjährigen Ausbildung für Allgemeinchirurgie in den
anderen chirurgischen Fachgebieten.

2. *Die Organisation der Chirurgischen Universitätsklinik in
   Groningen*

In Groningen sind alle chirurgischen Fachgebiete mit Ausnahme
der Neurochirurgie in eine Organisation zusammengefaßt unter
einem Direktor und unter einem Dach. Das ist eine sehr glück-
liche Lage (Abb. 1).
Natürlich hat jedes Fachgebiet eine eigene Abteilung und eigene
medizinische und wissenschaftliche Verantwortung.

Im Fachgebiet der Allgemeinchirurgie hat sich in der Klinik seit
etwa 15 Jahren aber eine weitere Differenzierung entwickelt.
Diese ist nicht offiziell und besteht bisher nur in Groningen.
Die Niederländische Gesellschaft für Chirurgie hält es bislang
für nicht wünschenswert, die Allgemeinchirurgie in weitere Teilgebiete aufzusplittern.
Die Differenzierung, die sich in Groningen in der Allgemeinchirurgie ergeben hat, betrifft:

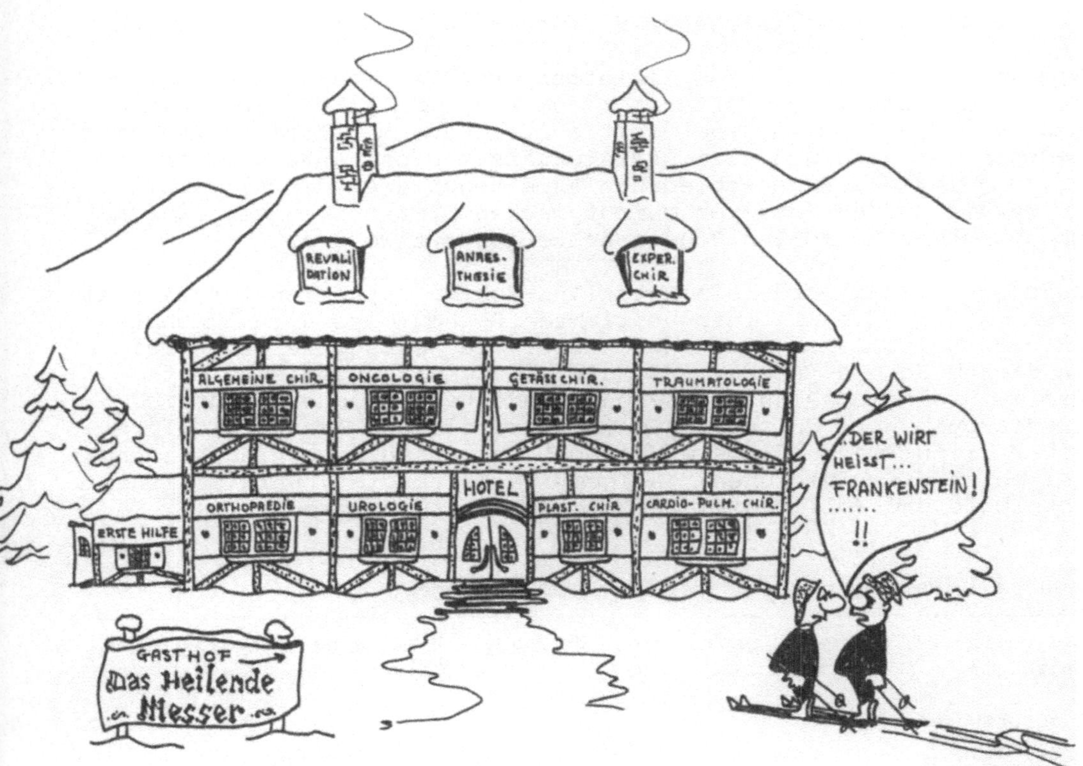

Abb. 1. Chirurgische Universitätsklinik Groningen, Holland

1. Tumor-Chirurgie (alle bösartigen chirurgischen Geschwulst-
   krankheiten).
2. Gefäß-Chirurgie (mit Ausnahme der Koronargefäße).
3. Unfall-Chirurgie (Extremitäten, Brust- und Baucheingeweide).
4. "Allgemeine-Chirurgie" im engeren Sinne:
   Gastro-intestinale Chirurgie (gutartige Erkrankungen)
   Speiseröhre-Diaphragma
   Hernien und Weichteile
   Endokrine Organe
   Kinderchirurgie
   Transplantationschirurgie.

Für diese Teilgebiete innerhalb der Allgemeinchirurgie haben
wir vier Divisionen entwickelt, jede — wie bei den anderen chirurgischen Fachgebieten — mit eigener Abteilung, eigenem Stab,
eigener Verantwortung.
Alle Abteilungen funktionieren in förderativem Verband mit großer Autonomie.
In gemeinsamer Verantwortung sind geblieben:
Finanzen, Personal, Ausstattung, Raumbedarf, Unterricht, Ausbildung und Forschung.
Die Organisation der Chirurgischen Klinik ist schematisch gezeigt in Tabelle 3.

3. *Ausbildung zum Facharzt für Allgemeinchirurgie in Groningen*

Wie ist nun in dieser komplizierten Organisation eine 6jährige
Fachausbildung zu gestalten mit dem Ziel, daß jedes Department
und jede Division zu jeder Zeit ausreichend mit Assistenz-Ärzten
besetzt ist, und daß alle Assistenzärzte sich während ihrer Ausbildung mit allen verschiedenen Arbeitsgebieten der Allgemeinchirurgie und der anderen chirurgischen Disziplinen vertraut machen können? Wo sollen Schwerpunkte gesetzt werden?

Zu diesem Zweck wurde ein Rotations-Schema entworfen für 24 Assi-
stenz-Ärzte, die in einer bestimmten Reihenfolge alle 3 Monate
ihren Arbeitsplatz (Stage) wechseln. Die Assistenzärzte arbeiten
in diesem Schema je *einmal* 3 Monate in den Fachgebieten Orthopädie, Urologie, Plastische- und Wiederherstellungschirurgie,
Kardio-pulmonale Chirurgie, Gefäßchirurgie und Anästhesie/Inten-
siv-Medizin, während sie wiederholt zu verschiedenen Ausbildungs-
zeiten in die Divisionen: "Allgemeine Chirurgie", Unfallchirurgie,
Onkologie und Poliklinik, für 3 Monate zurückkehren.

Tabelle 3. Chirurgische Universitätsklinik Groningen

Allgemein-Chirurgie	Orthopädie	Urologie	Plastische Chirurgie	Kardio-pulmonale Chirurgie
↓				
Tumorchirurgie				
Gefäßchirurgie				
Unfallchirurgie				
"Allgemeine Chirurgie"				

Das Rotations-Schema ist in Tabelle 4 dargestellt.
Entsprechend ist die Assistenzärzte-Belegschaft der Divisionen
der Allgemeinchirurgie stetig (s. Tabellen, 5, 6 und 7).

In dem assoziierten städtischen Krankenhaus arbeiten die Assi-
stenz-Ärzte 3 Monate und zwar im 3. Jahre ihrer Ausbildung.
Dort sehen sie die Arbeit in einer nicht-universitären Umgebung.

Tabelle 4. Rotations-Schema

Jahr I	Stage	1	Allgemeine Chirurgie
	Stage	2	Poliklinik (Erste Hilfe, Akutaufnahme)
	Stage	3	Unfallchirurgie
	Stage	4	Onkologie
Jahr II	Stage	5	Allgemeine Chirurgie
	Stage	6	Orthopädie
	Stage	7	Anästhesie/Intensiv-Medizin
	Stage	8	Plastische- und Wiederherstellungschirurgie
Jahr III	Stage	9	Poliklinik (Erste Hilfe, Akutaufnahme)
	Stage	10	Allgemeinchirurgie (städtisches Krankenhaus)
	Stage	11	Unfallchirurgie
	Stage	12	Urologie
Jahr IV	Stage	13	Kardio-pulmonale Chirurgie
	Stage	14	Allgemeine Chirurgie
	Stage	15	Onkologie
	Stage	16	Gefäßchirurgie
Jahr V	Stage	17	offen
	Stage	18	offen
	Stage	19	Unfallchirurgie
	Stage	20	Allgemeine Chirurgie
Jahr VI	Stage	21	Poliklinik (Erste Hilfe, Akutaufnahme)
	Stage	22	Onkologie
	Stage	23	Unfallchirurgie
	Stage	24	Konsultation

Tabelle 5

"Allgemeine Chirurgie"	Stage	Jahr	Operationen
Hauptassistent	20	5	Magen, Struma, Dickdarm
Hauptassistent	14	4	Cholezystektomie, Dünndarm
Assistent	5	2	Appendektomie, Hernien
Assistent	1	1	operiert nicht

Tabelle 6

Unfallchirurgie	Stage	Jahr	Operationen
Hauptassistent	23	6	Hüfte, Bauch, Brust
Hauptassistent	19	5	Arm, Bein
Assistent	11	3	kleine Osteosynthesen, Ligamente
Assistent	3	1	Wundversorgung

Tabelle 7

Onkologie	Stage	Jahr	Operationen
Hauptassistent	22	6	Tractus intestinalis, Parotis
Hauptassistent	15	4	Mamma-amputation
Assistent	4	1	Probeexzision

Im 5. Jahre der Ausbildung sind zwei Stagen nicht festgelegt.
Diese Zeit (6 Monate) kann nach Belieben benützt werden für eine
klinische oder experimentelle Untersuchung oder eine Reise ins
Ausland.

In der 24. und letzten Stage ist der Assistenz-Arzt ständiger
chirurgischer Berater für die anderen Disziplinen im Kranken-
haús.
Nach diesem Schema treten immer vier Assistenten zu bestimmten
Zeiten im Laufe eines Jahres ihre Ausbildung an, und verlassen
vier Fachärzte am Ende der Ausbildung die Klinik.

Die theoretische Ausbildung ist kursorisch organisiert während
der ersten zwei Jahre.

Die Fachausbildung ist in dieser Weise sehr. stark strukturiert.
Diese straffe Organisation bietet viele Vorteile, aber auch Nachteile. Dieses Arbeitsschema funktioniert jetzt seit 8 Jahren.

Literatur

KUIJJER, P.J.: The residency training program for general surgeons in Groningen, the Netherlands. World Journal of Surgery *1*, 381-388 (1977)

Postgraduate Surgical Training in Canada

N.T. McPhedran

Canadian surgical training is an amalgam based heavily on the
British and American systems. The greatest single American influence in the field of surgical education was WILLIAM HALSTED
who, as you know, trained for two years in Europe — his time
divided between Vienna and Germany. No doubt what he saw influenced him when establishing the famous residency program at
Johns Hopkins. This was the first integrated residency program
in North America. WILLIAM GALLIE encountered the HALSTED influence at North American surgical meetings and, when he became
Professor of Surgery at the University of Toronto, created an
integrated residency program that persists and is affectionately
called the GALLIE Course. This program has become the model for
Canadian surgical training programs.

GALLIE was also influential in establishing the Royal College
of Physicians and Surgeons of Canada and the relationship of
that body with Canadian Universities. Thus there is a link between your traditions and the development of Canadian Postgraduate Training Programs for surgeons.

It is evident that the best surgical training occurs when an
intelligent, highly motivated resident works with a superb surgeon teaching in a rich clinical milieu. Furthermore, it is a
sine qua non that the resident be given the opportunity to as-
sume increasing responsibility with maturation of his judgement
and skills.

In Canada, the Royal College of Physicians and Surgeons was
created in 1929 by an Act of Parliament. The hope of the founders
was that the College would "act as an incentive to medical men,
both physicians and surgeons, to aspire to higher qualifications and therefore higher standards of service to the public."
Since that time the Royal College accredits education programs,
evaluates the credentials of candidates, and provides certifying
examinations for candidates in 33 medical, surgical, and laboratory specialties. Thus the Royal College has played a very major
part in the development of Canadian surgical education programs.
Since the 1960s, the Royal College has accredited only integrated
university-sponsored programs. (As well, they have stipulated
that programs in a number of surgical specialties can be established only in institutions which also have training programs
in the fields of internal medicine, anaesthesia, pathology and
radiology.)

These developments have led to clear separation between the
organization and execution of residency programs, and the
evaluation of programs and candidates.

Organization

Every surgical training program must be sponsored by a university faculty of medicine. The Dean's signature signifies the commitment of the faculty to the education of residents. Each Dean is advised by a Graduate Education Committee. (The constitution of this committee varies in each university within the guidelines published by the Royal College. "This faculty committee should be made up in such a way as to avoid being unduly large and yet to provide representation from the following interested groups: (i) the heads of departments responsible for training programs, either directly or through their appointed program directors; (ii) the directors of training programs in the affiliated hospitals; (iii) the administrator of the affiliated hospitals; (iv) the traines as selected by their peers.") The Graduate Education Committee oversees general policy matters regarding postgraduate education at the inter-program and inter-hospital level. It is responsible for allocation of residency positions and it functions as an appeal body for residents.

University surgical training programs each have a program director and a specialty training committee responsible for selection and promotion of residents and organization of the residency training program within the teaching hospitals affiliated with the University. On the Specialty Training Committee sit teaching unit directors from each hospital and at least one resident.

For purposes of graduate education, teaching hospitals are affiliated with the university by a formal agreement. By this agreement they covenant to accept residents for training and to set aside one or more clinical teaching units (CTU) in which faculty will be jointly appointed. The clinical teaching unit concept has evolved since the advent of universal health insurance in the 1960s. Its essence is that it is a team enterprise in which each member of the team is assigned an appropriate level of responsibility. A typical CTU will consist of 25 to 35 beds under the direction of the head of the service and with perhaps four or five staff surgeons. Each one (or two surgeons) will supervise a team consisting of a resident and one or more undergraduate clinical clerks. Residents move in rotation through the CTUs that comprise the integrated training program in such a way that each trainee gains experience and increasing responsibility in the clinical components required for full training in the specialty.

Potential residents apply to the surgical program director for his chosen specialty. Applicants are selected by the Specialty Training Committee usually in October for a July 1 appointment. Each resident is assigned to teaching units in rotation by the program director. Review of progress and promotion is carried out by the Specialty Training Committee. Programs are usually on the "square plan" and a resident who is making satisfactory progress is assured of a more senior position each year as he progresses through the program. Most senior residents have worked with a number of preceptors in more than one hospital by the

time they reach that level. This assures breadth of education
by exposure to a number of points of view.

In summary: The organization of this system assures each resident of experience in a number of teaching units under a variety
of faculty members. His residency is university-sponsored and the
full facilities of the university are available for education and
recreation. Hospitals benefit through university affiliation,
joint appointment of staff and assurance of a regular rotation
of quality residents. The university assumes its rightful responsibility for education. All programs and all residents stand to
benefit.

Evaluation

Though residents are evaluated at the end of each rotation as a
university responsibility, the major responsibility for resident
evaluation and for accreditation of training programs rests with
the Royal College of Physicians and Surgeons of Canada.

This college is an unusual organization in that it recognizes and
includes 33 specialties — medical, surgical and laboratory. The
Council of the Royal College has geographic as well as specialty
representation. The Accreditation Committee approves and re-
evaluates training programs, the Credentials Committee evaluates
training credentials for each candidate; and the Examinations
Committee supervises evaluation procedures leading to certification. Specialty committees, one for each recognized specialty,
develop criteria for approval of programs and also develop ob-
jectives and requirements for training and the content of examinations in the specialty. Specialty committees are appointed on
the recommendation of the National Specialty Societies, which
thereby have input to all phases of training and evaluation.

This central organization provides continuous communication between medical and surgical specialties by which co-ordination
and evaluation of all graduate educational acitivities becomes
feasible. Specialty autonomy is not impaired, but inter-specialty
rivalry is blunted by frequent communication. At this time the
following surgical specialties are recognized by the Royal College:

Cardiovascular-thoracic surgery
General surgery
Neurosurgery
Obstetrics and gynecology
Ophthalmology
Orthopaedic surgery
Otolaryngology
Plastic surgery
Urology
A certificate of special competence in
paediatric surgery — based on general surgery

To meet its responsibilities the Royal has created the following
mechanisms:

1. *Program Accreditation*
   Every residency program is surveyed and rated at five year
   intervals by a Royal College accreditation team. The report
   of the team is reviewed first by the Accreditation Committee,
   then by the full Council of the Royal College. Final decision
   may be (a) full approval for five years, (b) provisional approval — with a director's report on action taken on recommendations in two years, or (c) disapproval.

2. *Evaluation of Residents*
   (a) Residents in most surgical specialties must successfully
   pass an examination in basic surgery before being permitted
   to proceed with the final certification examinations. The
   basic surgery examination may be taken at any time after two
   years of training. Subjects common to all surgical specialties
   such as infections, antibiotics, thrombophlebitis, embolism,
   ans wound healing form the basis for this evaluation.
   (b) Every candidate who applies to take the certification
   examination must have his full training validated and approved by the Credentials Committee before he is permitted to
   take the examinations. This process is relatively straightfor-
   ward for trainees in Canadian programs, but may be complex
   if part of the training has been taken outside Canada.

3. *Certification Examinations*
   both written and oral examinations are provided by the Royal
   College. Each candidate, before he is permitted to sit the
   examination in his specialty, must have had an approved training as outlined above. In addition the Royal College must have
   received from his program director an In-Training Evaluation
   Report (I.T.E.R.) certifying that the candidate is a competent
   clinical surgeon. A satisfactory I.T.E.R., together with a
   satisfactory mark in the written and oral examinations, en-
   titles the candidate to be certified as a specialist in the
   Royal College of Physicians and Surgeons of Canada. If he
   wishes to become a Fellow, this is achieved by application.

Conclusion

It is clear that postgraduate surgical education in Canada is
relatively well organized and evaluated. Universities are responsible for selection of residents, provision of resident
training and promotion. Only University-affiliated hospitals are
recognized as teaching hospitals suitable for resident training.
These hospitals are assured of high quality residents and faculty. Residents are assured of the resources of the sponsoring
university including the resources of one or more affiliated
hospitals. The University assumes its rightful responsibility
for education at the postgraduate level.

The Royal College of Physicians and Surgeons, by evaluation of
programs credentials and candidates, assures that national standards are maintained, that worthwhile educational advances are
widely adopted, and that there is coordination of the efforts
of the many medical and surgical specialties which have developed in the past 50 years. The balance between the efforts of

the universities and the Royal College has provided a structure
which assures the prospective resident an education based on
full University resources, and assures the public a cadre of
specialists whose training and accomplishments have been evaluated by a responsible third party. There is within this structure sufficient flexibility to permit innovation and sufficient
communication to ensure widespread adoption of worthwhile new
ideas. Good quality clinical surgeons are certified in a minimum
of four years, a usual five years, and an occasional six or seven
years after graduation from medical school. The system is effec-
tive in a nation where all patients are insured.

Postgraduate Residency Training in Surgery in the United States

Marshall J. Orloff

It is indeed an honor for me to represent the United States in this symposium on surgical education that has been organized to pay tribute to Professor RUDOLF ZENKER on the occasion of his 75th birthday. I know Professor ZENKER best through his many distinguished students who currently occupy chairs of surgery in universities throughout Europe, and it is fitting that this great teacher be honored by a meeting in Munich devoted to education. Moreover, it is not only gracious but also entirely appropriate that Professor HEBERER has seen fit to include a discussion of surgical residency training in the United States in this symposium honoring a great German educator, since the American surgical residency system had its origins in the university clinics of Germany. More specifically, postgraduate surgical training in the United States was a direct outgrowth of the LANGENBECK-BILL-ROTH surgical school of Germany.

The father of the American surgical residency system was WILLIAM STEWART HALSTED. In 1878, HALSTED visited Germany and was profoundly impressed by the German master surgeons and their structured program of surgical training, which contrasted strikingly with the rather haphazard surgical apprentice system in the United States. He met BILLROTH and established a close and lifelong friendship with BILLROTHs first assistant, WÖLFLER. When HALSTED became Chief Surgeon at The Johns Hopkins Hospital in 1889, he immediately adopted a modification of the German method of postgraduate training in surgery [1,2]. It was this adaptation that subsequently became the model of surgical residency training in the United States and profoundly influenced the course of American surgery. During his 33 years as the Chief Surgeon at The Johns Hopkins Hospital, HALSTED produced 22 professors of surgery and 16 associate professors and assistant professors [3]; this legion of disciples propagated his system of surgical education throughout our land.

Surgical Manpower in the United States

The main objective for all postgraduate education is the production of the appropriate number of skillful specialists to meet the health care needs of the citizens. In the United States there are 380,000 physicians serving a population of 205 million. Of these, 52,000 or 16.8% are board certified surgeons practicing general surgery and the various surgical specialties [4]. An additional 30,000 physicians perform some surgery, often of a minor nature and often only occasionally, although they are not board certified specialists. The number of nonboard certified surgical practitioners has been declining rapidly during the past two de-

cades as hospitals have tightened their regulations regarding
who can and cannot perform surgery, and it is anticipated that
this category will disappear by the end of this century. There
are currently approximately 15,000 general surgeons (approximately 4% of all physicians). In addition to the practicing surgeons,
there are presently 12,000 residents in training in surgery and
the surgical specialties. The output of graduates from these
training programs amounts to 2,600 fully trained surgical specialists of all types per year. In the United States each year
some 18 million operations are performed.

Table 1 shows the number of surgical specialists and of all
physicians per 100,000 population in 15 countries [4]. The United
States ranks tenth on this list in ratio of physicians to population and third in ratio of surgical specialist. The concentration
of surgical specialists in the United States is similar to that
found in West Germany, Scotland, and Japan. However, if all physicians who perform any surgery are considered (including nonboard certified physicians), the United States has the highest
concentration of surgical practitioners in the world.

Control of Residency Training in Surgery

Graduate education in all fields in the United States is controlled by the Liaison Committee on Graduate Medical Education
(LCGME). This supervisory and coordinating body was organized
by and has representatives from the American Medical Association,
American Board of Medical Specialties, American Association of
Medical Colleges, American Hospital Association and Council of
Medical Specialty Societies. The LCGME was created by physicians
and is not a governmental agency, although it is recognized by
the government as the official accrediting body.

Table 1. Ratio of surgical specialists and active physicians of all types to
population in 15 countries, 1970 [4]

Country	Surgical specialists per 100,00 population	Active physicians per 100,000 population
Israel	33.0	250
Scotland	24.7	130
United States	24.4[a]	132
West Germany	24.3	172
Japan	24.2	113
Belgium	20.8	154
Denmark	19.4	144
Sweden	18.9	136
Italy	18.6	181
Australia	18.2	118
Switzerland	16.2	142
Canada	16.1	146
England-Wales	13.2	122
Netherlands	10.9	125
France	9.8	134

[a]If all physicians who perform any surgery are included, ratio is 44.9.

Table 2. Control of graduate education in surgery in the United States

Liaison Committee on Graduate
Medical Education (LCGME)

|

23 Residency Review Committees in Medical Specialties
on of which is
Residency Review Committee in Surgery
(ABS, ACS, AMA)

|

415 Residency Programs in Surgery

|

7,802 Total surgical residents
2,828 first-year surgical residents

|

1,100 Graduating surgical residents per year

The LCGME receives recommendations from 23 Residency Review Committees which establish the criteria for residency training in every specialty and conduct inspections and reviews of each training program approximately every three years (Table 2). The Residency Review Committee in Surgery is made up of representatives of the American Board of Surgery, American College of Surgeons and Council on Medical Education of the American Medical Association.

At present, there are 415 approved residency training programs in surgery [5]. Almost all of them are conducted in university medical centers or hospitals affiliated with medical schools. There are 2,828 first-year residency positions, and a total of 7,802 positions at all levels. Residents in surgery make up 13% of all residents training in all disciplines. Each year, approximately 1,100 fully trained general surgeons graduate from the 415 residency programs.

Structure of the Residency in Surgery

The surgical residency program that HALSTED established was a highly personalized, intimate educational experience that was designed to train professors of surgery [1,6]. The average term of service was eight years, six as assistant, and two as resident (or house surgeon). The house surgeon received a salary, but the assistants were not paid. Only 17 assistants became house surgeons during a period of 33 years, so that many of those who started did not complete the program. HALSTED was concerned with the production of surgical superstars, rather than with the general level of surgical care in the country. The surgical residency of today is quite different from that which HALSTED devised, although he had a profound influence on what evolved.

Table 3. Requirements of a residency in surgery

---

1. *Adequate quantity and variety of patients* on whom residents perform operations and have major responsibility for total care.

2. *Broad training* in general surgery, the surgical specialties, pathology and the basic sciences as they apply to surgery.

3. *Graded responsibility,* increasing with each year of training and culminating in a final year as chief resident.

4. *Faculty supervision and teaching during operations* (both elective and emergency) performed by residents at every training level.

5. *Faculty supervision and teaching of nonoperative care* of patients on a regular and frequent basis.

6. *Frequent teaching conferences* under faculty direction.

7. *Good facilities and supporting services,* including the nonsurgical departments.

8. *Atmosphere of inquiry* which provides a strong foundation in the scientific basis of medicine.

Table 3 shows the general requirements of a residency in surgery in the United States. These requirements are based on the important assumption that every institution has a surgical faculty of high quality and sufficient size to provide excellent training. The requirements include the following:

1. There must be an adequate quantity and variety of patients on whom residents perform operations had have major responsibility for total care.
2. The training must be broad and include, in addition to general surgery, training in the surgical specialties, pathology and the basic sciences as they apply to clinical surgery. In the United States, general surgery is defined broadly as surgery of the digestive system, abdomen, breast, head and neck, peripheral vascular system, endocrine system, and the surgery of trauma.
3. Responsibility, both operative and nonoperative, should increase progressively with each year of training, and should culminate in a final year of chief residency in which there is substantial independent responsibility.
4. The faculty should participate in a substantial number of both elective and emergency operations performed by residents for the purpose of providing supervision and teaching. Faculty involvement should occur in every year of the training period.
5. Equally important, the faculty should make regular and frequent bedside rounds for the purposes of supervising nonoperative care and of teaching.
6. There should be frequent teaching conferences under faculty direction.
7. Good facilities and supporting services, including radiology, the clinical laboratory, anesthesia, nursing and medical records, and high quality care and training programs in medicine, pediatrics and the other nonsurgical disciplines are all

important ingredients of good surgical training. It is important for surgical residents to become thoroughly familiar
with the modern tools of medicine and to develop the habit
of practicing in an exemplary manner.
8. Finally, there should be an atmosphere of inquiry that provides a strong foundation in the scientific basis of clinical
medicine and includes not only the opportunity to participate
in research for those so inclined, but also constant exposure
to the processes that create new knowledge.

Considerable flexibility is permitted in meeting these requirements, and there is no single model of surgical residency training in the United States. In general, five years of training are
required, of which four years must be spent in clinical surgery
and at least three years must be spent in general surgery. The
final two years of training must be spent in one residency program. A number of residency programs involve more than five
years of training.

Table 4 shows a typical schedule of rotations in the six-year
residency in surgery at the University of California, San Diego.
It is but one of several acceptable formats used in the United
States, and there are many minor variations on the theme, but
it is representative of the general approach to postgraduate
surgical education. The first two years are considered basic
surgical training and are designed to provide all trainees who
intend to pursue a career in any of the surgical disciplines
with a broad but relatively brief exposure to the surgical specialties as well as to general surgery. At the end of the second
year of training, the residents differentiate into specialized
trainees. Those who are planning a career in one of the surgical
specialties, such as neurosurgery, orthopedics, otolaryngology
or urology, enter separate residency programs, while those who
are interested in general surgery continue in the same program
for an additional four years. In two surgical disciplines, car-
diothoracic surgery and plastic surgery, residents must take two
additional years of specialized training after completing the
full six-year general surgery program. In the fourth year of the
program, all residents at UCSD are required to engage in full-
time research, and some residents, particularly those interested
in an academic career, elect to spend two or three years in
research. Training and experience in research is an optional
rather than a mandatory feature of many residency programs in
the United States. In the final year of the program, the residents serve as chief residents and have substantial independent
responsibility.

Unlike the residency program that HALSTED created, the modern
surgical residency is not aimed solely or mainly at training
professors of surgery. Rather, it is designed to train expert
clinical surgeons to serve the health care needs of the country.
Moreover, the training is not conducted as a preceptorship under
a single teacher but requires the participation of a large team
of teachers, often in several hospitals. In addition, the training program is quite flexible, and although all trainees ulti-
mately receive approximately the same experience, it is possible
to tailor the program somewhat according to the residents' in-

Table 4. Typical schedule of rotations in the six-year residency in surgery at the university of California, San Diego

Year	Time period (months)	Discipline
1	5	General surgery[a]
	1	Emergency service
	1	Cardiothoracic surgery
	1	Orthopedics
	1	Otolaryngology
	1	Plastic surgery
	1	Urology
	1	Vacation
2	5	General surgery
	2	Emergency service
	2	Neurosurgery
	2	Traumatology and burns
	1	Vacation
3	4	General surgery
	3	Pediatric surgery
	2	Plastic surgery
	2	Cardiothoracic surgery
	1	Vacation
4	11	Research[b]
	1	Vacation
5	9	General surgery
	2	Cardiothoracic surgery
	1	Vacation
6 (Chief Resident)	11	General surgery (includes traumatology)
	1	Vacation

[a]General surgery includes surgery of the digestive system, abdomen, breast, head and neck, peripheral vascular system, endocrine system and surgical oncology.

[b]Some residents elect to spend two or three years in research.

terest and to permit more rapid or slower progression according to the residents' talents.

Certification as a Specialist in Surgery

Approval of the structure and quality of residency programs in surgery is the function of the Residency Review Committee in Surgery and the LCGME. On the other hand, certification of the competence of those who have completed an approved surgical residency is the function of the American Board of Surgery, an independent body of surgeons. The American Board of Surgery was created in 1937 at the initiative of the Amercian Surgical Association in cooperation with several national and sectional surgical societies, and it has had the single most important influence of any agency on the quality of surgical practice in the United States [7]. The Board is made up of representatives of the major professional and scientific surgical organizations in the country who are elected for specified terms. Its major functions are the formulation and conduct of examinations designed to test the competence of specialists in surgery.

The American Board of Surgery certifies individuals as specialists in surgery upon successful completion of a written qualifying examination followed by an oral certifying examination. Eligibility to take the qualifying examination requires satisfactory completion of an approved residency program in surgery. The written qualifying examination is given once each year at specified locations in the United States and abroad. The oral certifying examination is given six or more times each years by teams of examiners who travel to specified metropolitan centers.

Between 1937 and 1977, the American Board of Surgery certified 23,602 general surgeons as specialists. Table 5 shows the yearly number of individuals who took the examinations and the failure rates during the seven years [8]. The failure rates of graduates of United States and Canadian medical schools have been about 15% in the qualifying examination and 17% in the certifying examination, while the failure rates of graduates of foreign medical schools in the two examinations have been about 65% and 50%, respectively. The reasons for the high failure rate of foreign medical graduates are complex and variable, but they probably include language difficulties, unsatisfactory medical school education, and, perhaps most important, the fact that many of them can only obtain residency positions in marginal training programs. Within the past year it has become much more difficult for foreign medical graduates to obtain surgical residency positions in the United States as a result of new laws. Candidates who fail the examinations are permitted to take them again. The qualifying examination may be repeated five times and the certifying examination three times during a five-year period after which the candidate must obtain additional training.

Table 5. Numbers of candidates examined and failure rate in the examinations of the American Board of Surgery, 1970-1976

	Qualifying examination		Certifying examination	
	Number examined	Failed %	Number examined	Failed %
1970	1,374	33	1,058	27
1971	1,418	41	1,124	22
1972	1,505	41	1,130	27
1973	1,613	41	1,100	27
1974	1,691	45	1,150	30
1975	1,731	42	1,244	33
1976	1,752	40	1,341	31

In addition to the examinations given at the end of residency
training, the American Board of Surgery provides each training
program with a yearly in-training examination on a voluntary
basis. Almost all residency programs and all residents elect to
take the in-training examination, which has substantial educational value and helps both the trainee and the program faculty
to assess the resident's progress in training and to identify
weaknesses in the educational program.

Recertification and Continuing Education

Beginning in 1975, the American Board of Surgery adopted the
policy of certifying surgeons for a period limited to ten years
and requiring mandatory recertification at the end of each ten-
year period. This policy represents a far-reaching step in the
direction of assuring the public that the competence of surgical
specialists is maintained. The requirements for recertification
are [8]:

1. A valid, unrestricted license to practice medicine in the
   United States;
2. Staff appointment in an accredited hospital with unrestricted
   privileges to perform surgery;
3. A favorable evaluation of the competence of the surgeon by
   the chiefs of surgery or other officials in the hospitals in
   which the surgeon practices;
4. Evidence of participation in continuing surgical education
   accredited by the Liaison Committee on Continuing Education
   (attendance at meetings, participation in postgraduate
   courses), to include a minimum of 120 h of approved education
   during the three years prior to seeking recertification;
5. Submission of a practice profile, for review by the Board,
   that demonstrates active participation in the practice of
   surgery;
6. Successful completion of a written examination designed to
   test competence in clinical general surgery.

As a corollary to the requirement for recertification, recent
legislation in many of the states of the United States requires
that all physicians provide evidence of participation in accredited continuing medical education at the time that they
apply for renewal of their license to practice medicine (every
two to five years). It is highly likely that recertification and
participation in continuing education will be mandatory requirements nationwide in all fields of medicine in the near future.

Summary

1. Postgraduate surgical training in the United States was
   initiated by Halsted as a direct outgrowth of the German
   system of training surgeons.
2. Residency training in surgery is controlled by the Liaison
   Committee on Graduate Medical Education (LCGME) and the
   Residency Review Committee in Surgery, groups of physicians
   that establish the educational requirements and regularly

review the training programs to assure compliance.
3. Almost all of the 415 approved surgical residency programs are conducted in hospitals operated by or affiliated with medical schools.
4. The residency in surgery consists of a minimum of five years of postgraduate training, at least four of which are in clinical surgery and three of which are in general surgery. Its most important characteristics are: a) performance of a substantial number and variety of operations by residents; b) thorough education in the nonoperative aspects of treating surgical patients; c) broad exposure to the surgical specialties and basic sciences, in addition to intensive training in general surgery; d) graded responsibility, increasing each year; and e) some flexibility to suit the interests and talents of the residents.
5. Certification as a specialist in surgery is controlled by the American Board of Surgery and is granted after passing two examinations that are taken after completion of residency training.
6. Recertification of surgical specialists every ten years is now mandatory and requires evidence of participation in continuing education and passing an examination in clinical general surgery.

References

1. HALSTED, W.S.: The training of the surgeon. In: Surgical Papers by William Stewart Halsted, Vol. II. Baltimore: The Johns Hopkins Press 1924
2. SABISTON, D.C., Jr.: A continuum in surgical education, Surgery *66*, 1 (1969)
3. CARTER, B.N.: The fruition of Halsted's concept of surgical training. Surgery *32*, 518 (1952)
4. Surgery in the United States. A Summary Report of the Study on Surgical Services for the United States, 1975, American College of Surgeons and American Surgical Association, pp. 21-90
5. Medical Education in the United States 1975-1976. Section III. Graduate Medical Education. J.A.M.A. *236*, 2971 (1976)
6. LONGMIRE, W.P., Jr.: Presidential address: some wise men in American surgery. Ann. Surg. *168*, 311 (1968)
7. RODMAN, J.S.: History of the American Board of Surgery. Philadelphia: Lippincott 1956
8. HUMPHREYS, J.W., Jr.: American Board of Surgery Annual Newsletter to Senior Members, 1976 and 1977

International Training of Surgeons

Frank Gerbode

I am greatly honored to be here in celebration of Professor R.
ZENKERs 75th birthday. The occasion is all the more memorable to
me in that I am included as a friend as well as a surgical col-
laborator.

Today I speak on the value of foreign exchange programs in the
training and development of a surgeon, a concept that will be
supported by every teacher of the art. A successful surgeon does
not confine the learning experience to a period of formal training, but deepens and expands his basic skill in continuing study
and research. While a surgeon grows primarily through research
and clinical experience, foreign travel and exchange often lend
a special vitality and keener perception to his medical vision.

The idea of learning from surgeons in distant lands is hardly
a new one. In the Middle Ages surgeons wandered widely throughout
Europe, visiting other clinics in their desire to share in the
latest developments of the skill. Staffed by surgeons who brought
with them the unique refinements and discoveries of their native
countries, these early clinics became centers for advancement in
numerous specialties such as plastic and traumatic surgery.

In the modern period, new techniques in a developing specialty
have impelled surgeons to travel to distant countries. Invigo-
rated at the prospect of qualitatively new clinical experiences,
surgeons in both the early and mature stages of their career,
in two previous generations, have journeyed to Germany and
Austria to visit the clinics of SAUERBRUCH, BILLROTH, BÖHLER, and
many others.

HALSTED, the father of American surgery, received great stimulus
from his frequent trips to Europe. After completing his intern-
ship in this country, he traveled to Europe in 1880 and reviewed
practically his entire medical studies under ZUKERKANDL, KAPOSI,
CHIANI, SCHEDE, and others. He later developed lasting professional and personal relationships with WÖLFLER, BILLROTH, and
MIKULICZ. In 1884, KOLLERs discovery of cocaine as a local anes-
thetic, led HALSTED to experiment with conduction anesthesia.
But he was most profoundly influenced by the German surgeons,
particularly hs close friend VOLKMAN, in the European model of
medical education. Inspired by the vigor and depth of the German
medical training, he introduced the residency system and the
full-time academic surgeon to the United States at Johns Hopkins.
Today his vision endures in the foundation of our American teaching and training methods.

There are extensive practical problems in the exchange of surgeons at equivalent levels of development; thus institutions
must frequently exchange fellows or professors when convenient,
with resulting mismatches in levels of competence and experience.
This method has been experienced in the excellent program of Dr.
LONGMIRE at the University of California at Los Angeles in its
continuing relationship to the department of Professor LINDER
at Heidelberg.

The development of air travel as a rapid and safe means of
transportation has brought nations and surgeons within hours of
each other and underscored the inadequacies as well as the bene-
fits of international exchange. Thus, following World War II,
there has been a steady increase in the number of international
meeting so that news of a new operative procedure or method of
treatment is immediately disseminated. Now there are over one
hundred international medical meetings a year. Correspondingly,
liberal opportunities for study in the Western world, combined
with the efficiency of modern travel, have brought a flood of
foreign medical students to the United States. In 1971 there
were over 60,000 foreign medical graduates in the United States
Ronically, the enrichment of our own professional population
has drained developing countries of technical skill and capital,
particularly in disadvantaged countries. It is estimated that
of four foreign medical graduates who come to this country, only
one returns.

The training of surgeons in the United Kingdom has undergone
similar transformation since the last World War, and evidenced
similar contradictions. There is hardly a surgical service any-
where in the United Kingdom that hasn't retained foreign surgical
trainees on its permanent staff. Of course, many of these foreign medical graduates are providing a partial solution to the
health manpower shortage created by the limitations on earnings
available to physicians in that country. Nevertheless, the pre-
ponderance of foreign physicians is impressive. In one famous
surgical center, the senior surgeons came initially for training
from Eastern and Central Europe. A high percentage of those re-
ceiving surgical training in that institution today were grad-
uated from foreign medical schools. Germany has experienced a
similar problem compounded by the immigration of professionals
from East Germany and the rest of Eastern Europe who train and
then hold positions in the West.

Whatever the problems that modern travel and immigration create
for the distribution of surgeons, the advantages of exchange
more than outweigh the peripheral problems it creates. It would
require more time than I have allotted today to enumerate the
tremendous advances in modern surgery made possible by programs
of exchange. The development of brain surgery by HARVEY CUSHING
attracted surgeons from many countries to observe and train at
his clinic in Boston, an experience that not only aided their
personal growth as physicians but quickly and effectively spread
CUSHINGs revolutionary techniques. The remarkable advances in
the treatment of fractures at BÖHLERs clinic in Vienna was responsible for the adoption of his methods by orthopedic surgeons
throughout the world. There were so many observers at the time I

visited his clinic that a small but important source of revenue
was developed in an elevator charge of 50 pfennigs to reach the
floor level of his clinic. Today, CHARNLEY in England, has been
the focus of international attention in reconstructive and pros-
thetic joint replacement.

The advent of open heart surgery has provided a similar stimulus
to international study and training. There is no record of the
thousands of young and old surgeons that have visited heart centers throughout the world to increase their knowledge in the
field. Since much of the pioneer work was done in the United
States, the early migration of scientists was to this country.
Now, however, units in all countries in the Western World are
essentially contemporary, and all make contributions of international importance. Accordingly, the exchange of scientists in
this area has become more balanced.

Many historical breakthroughs have occurred through visits to
other clinics. Thus it is likely that HELEN TAUSSIGs visit to
ROBERT GROSS was instrumental in the development of the Blalock-
Taussig operation. CHRISTIAN BARNARDs observations of experimental transplants in RICHARD LOWERS laboratory in Richmond, Vir-
ginia, no doubt encouraged him to perform the first human heart
transplant. The future for such breakthroughs is bright indeed,
especially in the Far East where the approaching normalization
of relations with the People's Republic of China has already
given us a small glimpse of their remarkable accomplishments
in traumatic and reconstructive surgery, not to mention the great
leaps they have made in their health care delivery. Now that the
National Science Foundation is funding visits of American scientists to the People's Republic, we can anticipate an accelera-
tion in learning that may well stimulate some of our Western
medical traditions.

Formal recognition of the importance of international rotation
during surgical training has come with the formation of the Committee for International Rotation of Surgeons-in-Training of the
Joint Conference of Surgical Colleges. In the beginning the
program will start with Canada and the United States. Approved
institutions will submit lists of available residency training
programs in the various surgical specialties. It is contemplated
that other countries will participate as soon as appropriate
arrangements can be made.

My own experience with the development of exchange programs has
rewarded me richly in the mature years of my surgical career.
More than any other experience, World War II led many of us to
feel that national boundaries were less important than the com-
monalty of human experience. As we worked with physicians and
surgeons from throughout the world, caring for the sick and
wounded of many countries, there began to grow in all of us a
consciousness of world unity as well as the deeper universality
of the healing arts. In any event, after the war, in 1948, we
embarked here in San Francisco on a program of offering training
fellowships in cardiovascular surgery. In that year the first
fellow came from England. Subsequently he had a long and distinguished career in London and Sidney, Australia, where, among

other contributions, he organized the first clinical research
unit in Australia and became a Dean to found a new medical
school. I returned his fellowship by spending a year in St.
Bartholomew's Hospital in London, an experience that initiated
many of the happy associations I have enjoyed over the last
thirty years.

Selection of fellows for training in my unit follows a simple formula:
the candidate with the best qualifications and the most likely
to obtain a post where the work could be done, regardless of
his national origin, was the candidate awarded the fellowship.
Most of the candidates were recommended by professors or chiefs
of service, with assurances that a position would be held open
for his return. The program has been sponsored by the Stanford
University School of Medicine from its inception, not only in
the ten years before the school was moved to Palo Alto, and con-
tinuously since then. I am grateful for having this support for
I recognize the program is somewhat of a departure from the
university's plan.

The results of the program are difficult to quantify, but certainly we have established a bond of friendship and scientific
cooperation between these men that has transcended national
boundaries. Eighty-six fellows have spent between one and two
years in our unit in San Francisco. While the largest number of
the fellows are American (twenty) a significant number are from
foreign countries. Twelve are from the United Kingdom, six from
Australia, five from India, four from Germany. The distribution
is as follows:

United States	20
United Kingdom	12
Australia	6
India	5
Germany	4

3 *Each*:
Canada, Japan, Mexico, Norway, Spain, Sweden   18

2 *Each*:
Argentina, Brazil, Denmark, Hungary, Italy, Turkey   12

1 *Each*:
Czechoslovakia, France, Israel, Korea, New Zealand,
Nigeria, Philippines, Switzerland, Venezuela   9

Total   86

Some of the fellows were primarily interested in research and
therefore did laboratory or clinical investigations. Others came
simply to learn "the tricks of the trade". Almost all of them
managed to have their names on at least one publication and some
did exceptionally well in experimental surgery. Only two, one
from India, and one from the Philippines, did not return to their
native countries. At the present, twenty-nine are consultants,

chiefs of service or professors, and thirty-seven are assistants
to chiefs. Eighteen are in lesser positions. Sixty-six are in
full-time university units. There are only eleven in purely
private practice, five in anesthesia or intensive care, and two
currently in training.

Surgery is no longer just the execution of an operative procedure. The surgeon must now be aware of a vast array of adjuncts
to successful surgery in addition to being a good technician.
Physiology, immunology, endocrinology and the interpretation of
many complicated analyses are part and parcel of his daily life.
Now he must be familiar even with the intricacies of computer
operation and language, for much of the organization of his data
will occur here.

While the communication of scientific discovery and advance
knows no geographical boundaries in the Western World, our efforts in the recent years have been to break down the barriers
that exist to freer communication of information with the Eastern world. Many of us have participated in programs to establish
a common fund of knowledge in the applied sciences. Much of our
effort has been frustrated. Since Western technology is more
advanced than that of the East, the sharing has been all too
unilateral. Moreover, the climate for free exchange is burdened
with limitations on frankness and honesty proscribed by the dif-
fering political systems. One has the feeling that scientific
empathy is *there*, but not possible of expression at this point
in history.

The friendship and feeling of mutual trust and insight that have
arisen in the scientific community are common to surgeons throughout the world, wherever repression has not hampered its development. We have much to share in this country, and, as scientists,
we have given generously of our knowledge. We seek the truth and,
in its pursuit, have created a community of international scope
in a world torn by narrow creeds and nationalisms. It cannot be
too much to hope that in the universal concerns of the scientists, we may see substantial growth of international friendship
and trust. For the present we take solace in sharing the peace-
ful kingdoms of the mind in the service of humanity.

Die Ausbildung von Chirurgen in Schweden

Stig Bengmark

In Schweden hat die öffentliche Krankenpflege eine traditionell
starke Stellung. Mit Ausnahme eines Krankenhauses in Stockholm
und eines kleinen Krankenhauses in Göteborg gibt es in Schweden
keine Krankenhäuser mit einer umfangreicheren privaten Chirurgie.
Es gibt jedoch privatpraktizierende Chirurgen, die sich der ambulanten Behandlung widmen. Es gibt einige öffentlich angestellte
Chirurgen, die in ihrer Freizeit eine begrenzte private Praxis
betreiben. Der überwiegende Teil aller in Schweden ausgebildeter
Chirurgen wird daher für den öffentlichen Dienst ausgebildet.

Um das schwedische Ausbildungssystem besser verstehen zu können,
muß man mit der Struktur der schwedischen Krankenpflegeorganisa-
tion vertraut sein. Es ist ein allgemein verbreitetes Mißverständ-
nis, daß das schwedische Medizinalwesen verstaatlicht sei. Die
Krankenpflege liegt zum größten Teil in der Obhut der Landtage
und deren Verwaltung. Dagegen spielt der Staat vor allem auf dem
Gebiete der Kontrolle eine Rolle.

Die sogenannten Gesundheitszentralen stellen die Basis der schwedischen Krankenpflege dar (Stufe 1, s. Tabelle 1). Dabei rechnet
man mit einer Gesundheitszentrale pro 15.000 Einwohner. An den
Gesundheitszentralen arbeiten vor allem Allgemeinpraktiker, So-
zialarbeiter, Physiotherapeuten, Psychologen, Zahnärzte usw.
Der Chirurg ist auf dieser Pflegestufe vor allem Ratgeber. Die
betreffenden Chirurgen arbeiten daher im allgemeinen einen halben oder einen ganzen Tag pro Woche an der Gesundheitszentrale,
haben jedoch ihren Hauptarbeitsplatz am Bezirks- oder Kreiskrankenhaus. Die stationäre Pflege ist an diesen Krankenhäusern auf
die Versorgung chronisch Kranker begrenzt.

Der am weitesten verbreitete Krankenhaustyp ist das Kreiskrankenhaus (Stufe 2, s. Tabelle 2) und hat eine Bevölkerungsunterlage
von 50 - 75.000.

Tabelle 1. Stufe 1 der schwedischen Krankenversorgung

Chirurgie Stufe 1

15.000 Einwohner. *Kommunale Gesundheitszentrale.*
Drei chirurgische Spezialitäten: interne Chirurgie,
externe Chirurgie, Gynäkologie.
Tagespatienten und chronisch Kranke.

Chirurgen sind gewöhnlich auf Teilzeit in der Organisation
des Kreis- oder Bezirkskrankenhauses integriert.

Tabelle 2. Stufe 2 der schwedischen Krankenversorgung

Chirurgie Stufe 2

75.000 Einwohner. *Kreiskrankenhaus - ungefähr 300 Betten.*
Drei chirurgische Spezialitäten: interne Chirurgie (30 Betten),
externe Chirurgie (30 Betten), Gynäkologie (10 Betten),
chronisch Kranke (30 Betten) + Anästhesiologie.

Ambulante Patienten 2 Tage/Woche, Operationen 2 Tage/Woche.
Ärztepersonal interne Chirurgie heute: 2-3 Spezialisten,
                                              4 Assistenten
                  in Zukunft: 8 Spezialisten
                                                4 Assistenten

Befaßt sich hauptsächlich mit geplanter (ausgewählter) Chirurgie.
Akute Chirurgie abhängig von der geographischen Lage.

Diese Krankenhäuser haben ungefähr 300 Betten. Ungefähr 60 der
100 schwedischen Akutkrankenhäuser sind von dieser Größe. Man
hat hier mindestens zwei chirurgische Spezialitäten, das heißt,
die frühere Allgemeinchirurgie mit Betonung auf gastroenterologischer Chirurgie, endokrine Chirurgie, Gefäßchirurgie, onkologische Chirurgie und eine gewisse kürzere Ausbildung innerhalb
der chirurgischen Subspezialitäten von 6 Monaten in Thoraxchirurgie, Urologie und Kinderchirurgie, oft Internchirurgie genannt,
sowie orthopädische Chirurgie mit Frakturchirurgie und einer gewissen Ausbildung in plastischer Chirurgie und Neurochirurgie, auch
Externchirurgie genannt. An diesen Krankenhäusern gibt es auch
Gynäkologen und der Trend geht dahin, daß einige Krankenhäuser
in der letzten Zeit auch Urologen anstellen. Diese Krankenhäuser
haben Nachtbereitschaft und nehmen, falls sie etwas weiter vom
nächsten größeren Krankenhaus entfernt liegen, auch akute Fälle
auf.

Jeder Bezirk hat ungefähr 250.000 Einwohner. Im Zentrum jedes
Bezirks liegt ein größeres Zentralkrankenhaus oder Bezirkskrankenhaus (Stufe 3, s. Tabelle 3) mit ungefähr 900 Betten. Schweden hat ca. 20 Krankenhäuser dieser Art. Diese zeichnen sich
besonders durch ihre ausgezeichneten Laboratorien für Röntgen-
diagnostik, klinische Chemie, klinische Physiologie, klinische
Pathologie und so weiter aus. Die Anzahl selbständiger Urologen
nimmt zu und man kann auch feststellen, daß unter den Spezial-
chirurgen solche vertreten sind, die ein besonderes Interesse an
oberer oder unterer Abdominalchirurgie, an Gefäßchirurgie, an
endokriner wie auch onkologischer Chirurgie haben.

Vier bis sechs Bezirke teilen sich ein Regions- oder Universi-
täts-Krankenhaus (Stufe 4, s. Tabelle 4). Diese großen Krankenhäuser haben oft bis zu 2.000 Pflegeplätze mit einer gut diffe-
renzierten Pflege und versorgen bis zu 1,5 Millionen Einwohner.

Schweden ist zur Zeit in sieben Regionen aufgeteilt (Abb. 1).
Man diskutiert gerade die Möglichkeit einer Erweiterung des Pa-
tientenkreises der Regionskrankenhäuser durch eine Herabsetzung
der Anzahl dieser Krankenhäuser auf vier bis sechs. Diese Kran-

Tabelle 3. Stufe 3 der schwedischen Krankenversorgung

Chirurgie Stufe 3

250.000 Einwohner. *Bezirkskrankenhaus - ungefähr 900 Betten.*
Laboratorien ausgerüstet für klinische Chemie, klinische
Physiologie, klinische Pathologie, klinische Zytologie.

Interne Chirurgie ca. 80 Betten (Urologie 20 Betten).

Ambulante Patienten 2 Tage/Woche (ausgewählt 1 - Eilfälle 1)
Operationen 2 Tage/Woche.

Ärztepersonal interne Chirurgie heute: 5 - 6 Spezialisten
                                          6 - 7 Assistenten
                       in Zukunft: 18 -20 Spezialisten
                                          6 - 7 Assistenten

Tabelle 4. Stufe 4 der schwedischen Krankenversorgung

Chirurgie Stufe 4

1,5 Millionen Einwohner. *Regions- oder Universitätskrankenhaus
ca. 2.000 Betten.*
Eine Serie von gut ausgestatteten Laboratorien.

Interne Chirurgie aufgeteilt in:
Gastroenterologie + Endokrinologie +
Gefäßchirurgie + Onkologie (GEGO)   120 Betten
Thoraxchirurgie   60 Betten
Urologie   60 Betten
Intensivpflege   20 Betten

Ambulante Patienten   1 Tag/Woche
Eilfälle   1 Tag/Woche
Operationen   1 Tag/Woche
Forschung   2 Tage/Woche

Ärztepersonal GEGO heute: 12 Spezialisten, 20 Assistenten
              in Zukunft: 40 Spezialisten, 20 Assistenten

---

kenhäuser haben selbständige Disziplinen für Neurochirurgie, Thoraxchirurgie, plastische Chirurgie, Kinderchirurgie, urologische
Chirurgie, orthopädische Chirurgie und sogenannte Allgemeinchirurgie. Diese Disziplinen werden jedoch in einer Organisation für
Forschung und Unterricht lose zusammengehalten. Die Allgemeinchirurgie verdient ihren Namen nicht, da sie heutzutage nicht mehr
allgemein ist; sie besteht meistens aus gastroenterologischer
Chirurgie, endokriner Chirurgie, Gefäßchirurgie und onkologischer
Chirurgie (GEGO) sowie Akutchirurgie.

Die Chirurgenausbildung in Schweden besteht aus einer Grundausbildung für Ärzte von 5 1/2 Jahren, gefolgt von einer 2-Jahres-
Periode, die dem amerikanischen "intern" oder dem deutschen Medizinalassistenten entpricht. Diese Zeitspanne wird wie folgt aufgeteilt: 1/2 Jahr Chirurgie, 1/2 Jahr Innere Medizin, 1/2 Jahr

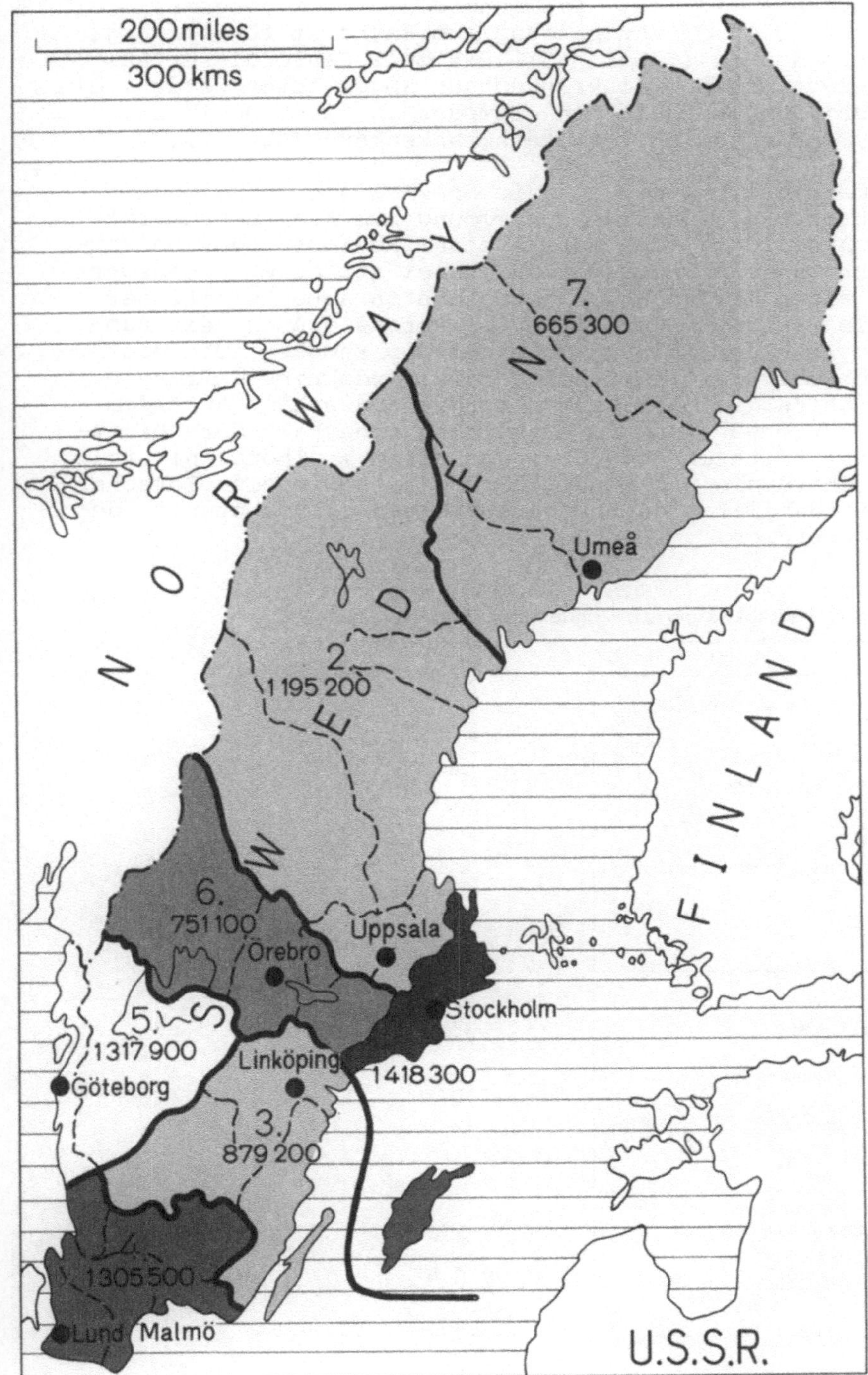

Abb. 1. Karte Schwedens mit den sieben Regionen der Krankenversorgung, Lage des Bezirkskrankenhauses und Anzahl der Einwohner. Gestrichelte Linien zeigen die Provinzgrenzen.

Psychiatrie und ein 1/2 Jahr Familienmedizin oder allgemeine
Medizin. Darauf folgt die Ausbildung zum Facharzt für Chirurgie,
die 4 1/2 Jahre dauert (Tabelle 5). Bis zu 2 Jahre dieser Ausbildung können an einem Kreiskrankenhaus abgeleistet werden, die
komplette Ausbildung enthält man entweder an einem Bezirks-,
Regional- oder an einem Universitätskrankenhaus (Abb. 2).

Es ist allgemein üblich, daß auf die Spezialistenausbildung
von 4 1/2 Jahren eine 6jährige Ausbildung zum Krankenhausarzt
folgt. Diese Ausbildung kann nur an einem Regions- oder Universitätskrankenhaus absolviert werden. Dabei ist es wünschenswert,
daß der Arzt einen Teil dieser Zeitpsanne in arbeitsleitender
Stellung — als Oberarzt — absolviert. Während dieser Zeit sub-
spezialisiert sich der Chirurg in einem der Fachbereiche gastroenterologische Chirurgie, Gefäßchirurgie, endokrine Chirurgie,
onkologische Chirurgie oder Akutchirurgie und erhält außerdem
eine gewisse kürzere 6-monatige Ausbildung innerhalb der chirurgischen Subspezialitäten und dabei vor allem in Thoraxchirurgie,
urologischer Chirurgie und Kinderchirurgie, sowie eine Forscherausbildung mit Habilitation und darauffolgender Dozentur in dem
gewählten Fachbereich.

Tabelle 5. Chirurgenausbildung in Schweden mit drei Stufen

Krankenhaus-

Chirurgenausbildung

6 Jahre

= Universitätschirurgie

Spezialisten-

Ausbildung

4 1/2 Jahre

Medizinalassistenten-
zeit 2 Jahre
(1/2 Jahr Chirurgie)

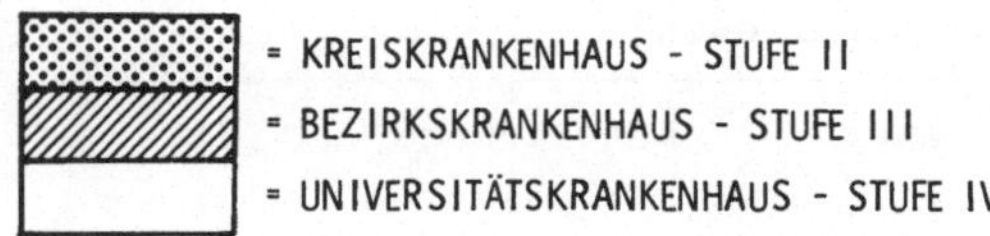

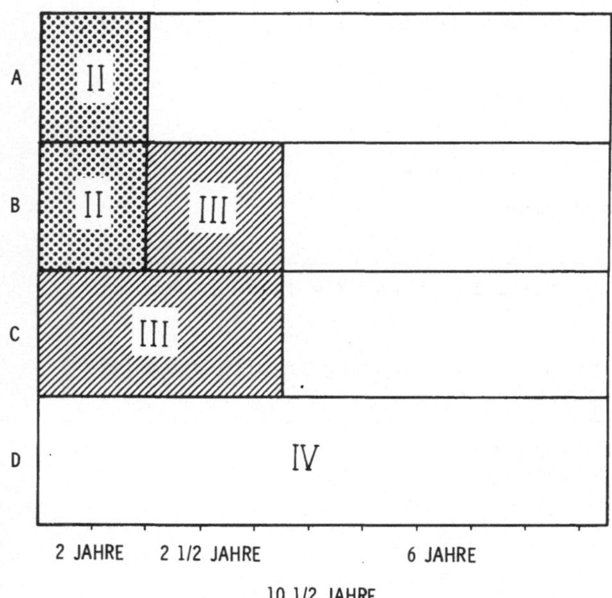

Abb. 2. Ausbildungsmodelle für Chirurgen in Schweden

Nach einer Ausbildung von insgesamt 5 1/2 Jahren Grundausbildung,
2 Jahren als Medizinalassistent, 4 1/2 Jahren Spezialistenausbildung und 6 Jahren Ausbildung zum Krankenhausarzt ist der jetzt
fertig ausgebildete Chirurg berechtigt, sich um eine Stelle als
Oberarzt an einem Krankenhaus zu bewerben. Der Chirurg ist jetzt
ca. 38 Jahre alt und wird nach 27 Jahren in leitender Stellung,
das heißt mit 65 Jahren, pensioniert. Von dieser Zeit können 2
Jahre am Kreiskrankenhaus und 4,5 Jahre am Bezirkskrankenhaus
absolviert werden. Die Krankenhausarztausbildung kann aber nur
am Universitätskrankenhaus absolviert werden (Tabelle 6).

Das Gesundheitsministerium hat 1973 im Erlaß 1973/33 die Qualifikationen beschrieben, die ein künftiger Oberarzt/Chefarzt
aufweisen muß (Tabelle 7). Gemäß diesem Erlaß müssen Qualifikationen auf vier besonderen Gebieten gefordert werden: Praktisch
klinische Qualifikationen, wissenschaftliche Qualifikationen,
pädagogische Qualifikationen und administrative Qualifikationen.
Eine optimale Krankenhausarztausbildung muß deshalb Momente dieser vier Gebiete enthalten. Das bedeutet eine Herausforderung
für die verantwortlichen Ausbilder, das heißt, vor allem für die
Universitätsprofessoren der Chirurgie.

Tabelle 6. Was ist eine "ideale" Chirurgenausbildung?

	Dauer	Ausbildungs-stelle	Alter
1) Grundausbildung	5.5 Jahre	U	20-25
2) Medizinalassistentenzeit	2 Jahre	K.B.U	25-27
3) Spezialistenausbildung	4.5 Jahre	K → 2 B → 4.5 U → 4.5	27-32
4) Krankenhausarztausbildung	6 Jahre	U	32-38
50% der Zeit als Spezialistenassistent 50% der Zeit als Oberarzt			

U = Universitätskrankenhaus; B = Bezirkskrankenhaus; K = Kreiskrankenhaus

Tabelle 7. Sechs Qualifikationsgruppen bei der Berufung in eine gehobene
Stelle gemäß dem Erlaß des Gesundheitsministeriums von 1973

1. Anzahl Dienstjahre (= "Qualifikationsjahre")
2. Praktisch klinische Qualifikationen
3. Wissenschaftliche Qualifikationen
4. Administrative Qualifikationen
5. Pädagogische Qualifikationen
6. Sonstige Qualifikationen[a]

[a]Zum Beispiel Kongreßreisen, Studienreisen und Ähnliches

Das Ziel der Krankenhausarztausbildung soll weiter sein, daß
auch die kleinsten chirurgischen Einheiten, wie zum Beispiel die
an den Gesundheitszentralen und an kleineren Krankenhäusern/Kreis-
krankenhäusern, Zugang zu einem gewissen Maß an Können innerhalb
der verschiedenen chirurgischen Spezialitäten haben. Man kann
dies so lösen, daß man die Chirurgie in zwei gleichgroße Teile
aufspaltet, wobei die frühere sogenannte Allgemeinchirurgie die
Aufgabe erhält, Ausbildung in Urologie, Thoraxchirurgie und Kinderchirurgie zu erteilen, zusätzlich zu der schon im Begriff der
Allgemeinchirurgie enthaltenen gastroenterologischen Chirurgie,
Gefäßchirurgie, onkologischen Chirurgie und akuten Chirurgie.
Das Produkt dieser Ausbildung kann man einen Internchirurgen nennen.

Genauso können die orthopädischen Chirurgen auch eine 6-monatige
Ausbildung innerhalb der Subspezialitäten Handchirurgie, plastische
Chirurgie, Neurochirurgie, sowie auch in der allgemeinen Orthopädie, Frakturchirurgie, Tumororthopädie und Kinderorthopädie
erhalten. Das Produkt dieser Ausbildung kann man Externchirurg
nennen (Tabelle 8).

Tabelle 8. Einteilung in Interne und Externe Chirurgie

Interne Chirurgie

Cardiopulmonale Chirurgie
Gastroenterologische Chirurgie
Endokrine Chirurgie
Gefäßchirurgie
Urologische Chirurgie
Kinderchirurgie

Externe Chirurgie

Orthopädische Chirurgie
Extremitätenchirurgie
Handchirurgie
Neurochirurgie

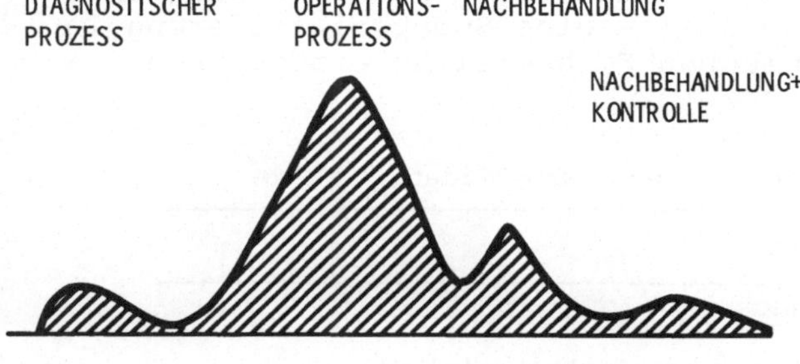

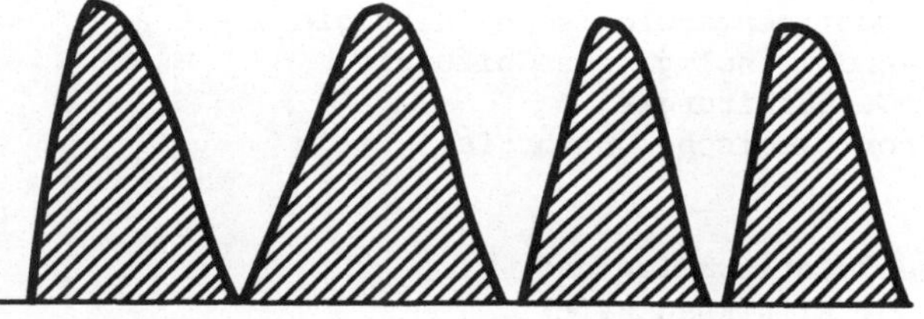

Abb. 3. Aktueller Interessenbereich des Chirurgen

Es ist offenbar, daß der heutige Chirurg wie auch der von früher
dem Teil der Chirurgie, der sich im Operationssaal abspielt, viel
zu großes Interesse schenkt, während er der diagnostischen Proze-
dur, der Auswahl der Patienten zur Operation, der Nachbehandlung
und der Nachkontrolle viel zu wenig Interesse beimißt (Abb. 3).
In vielen Ländern überläßt der Chirurg diese Teile der Arbeit
anderen Spezialisten, wie zum Beispiel den Internisten, den All-
gemeinpraktikern und den Anästhesiologen. Wir können heutzutage
feststellen, daß auf vielen Gebieten im Operationssaal in den

letzten 30-40 Jahren keine nennenswerten Fortschritte gemacht worden sind. Künftige verbesserte Operationsresultate werden sicher auf besserer und früherer Diagnose, verbesserter Auswahl der zu operierenden Patienten, besserer Nachbehandlung und besserer Nachkontrolle beruhen. Die heutige und künftige Chirurgenausbildung sollte deshalb diesen Ausbildungsmomenten größeren Platz einräumen. Dies bedeutet unter anderem verbesserte Ausbildung in Endoskopie, verbesserte Ausbildung in postoperativer Pflege, Intensivpflege und Nachkontrolle.

Sollten mehrere Bewerber um eine Stelle als Chefarzt, leitender Arzt oder Oberarzt konkurrieren, sollen die Qualifikationen jedes einzelnen Bewerbers gemäß der Medizinischen Verordnung 1973 wie folgt in sechs Spalten eingeteilt werden. Außer auf den Verdienst in Anzahl Dienstjahren ausgedrückt, soll besonders auf vier Hauptfähigkeiten und sonstige Qualifikationen Rücksicht genommen werden.

Eine moderne Krankenhausarztausbildung sollte daher ein vielseitiges Ziel anstreben (Tabelle 9). Diese Ausbildung sollte eine verbesserte chirurgische Routine, vertiefte Kenntnisse in chirurgischer Pathophysiologie und vertiefte Kenntnisse in Diagnostik und Therapie vermitteln. Man sollte eine Subspezialisierung in einem der folgenden chirurgischen Fachbereiche ermöglichen:

Tabelle 9. Schema der geforderten Krankenhausausbildung

Was ist Krankenhausarztausbildung?

---

1. Verbesserte chirurgische Routine

2. Vertiefte Kenntnisse in chirurgischer Pathophysiologie

3. Vertiefte Kenntnisse in chirurgischer Diagnostik
   und Therapie

4. Subspezialisierung <
   - gastroenterologische Chirurgie
   - endokrinologische Chirurgie
   - Gefäßchirurgie
   - onkologische Chirurgie

5. Pädagogische Ausbildung

6. Wissen und Erfahrung in Pflegeadministration und
   Ökonomie (Organisation, Planung, Klinikhaushalt)

7. Forschungsausbildung
   a) vertieftes Fachwissen
   b) Ausbildung in Forschungsmethodik
   c) eigene Forschungserfahrung

8. Kürzere Ausbildung innerhalb der chirurgischen Subspezialitäten
   (6 Monate)

   Intern: Urologie
                Thorax
                Kinderchirurgie

Tabelle 10. Krankenhausarztausbildung an der chirurgischen Klinik
des Universitätskrankenhauses in Lund

Klinische Fähigkeiten

1. verbessertes Können mittels Dienstjahren
2. Subspezialisierung (gastroenterologische, endokrinologische
   Gefäß-, onkologische Chirurgie)
3. Beitrag zur Entwicklung durch Entwicklungsarbeit
4. systematisches Training zum leitenden Arzt
5. kürzere Ausbildung innerhalb der chirurgischen Subspezialitäten
   (6 Monate für jede Spezialität)
6. Forbildungskurse, Studienreisen

Wissenschaftliche Fähigkeiten

1. Habilitation — verbessertes Können auf dem Gebiet
   — Ausbildung in Forschungsmethodik
   — eigene Erfahrung
2. Erfahrung als akademischer Lehrer

Administrative Fähigkeiten

1. Teilnahme an Datenermittlungen
2. Standespolitische Erfahrung
3. Praktische administrative Erfahrung
4. Fortbildung

Pädagogische Fähigkeiten

1. Unterrichten, Pflegeberufsausbildung
2. Unterrichten, Studenten, Aärzteweiterausbildung, Fortbildung
3. Studienrektor, Unterrichtsassistenten
4. Kurse

Gastroenterologische Chirurgie, endokrine Chirurgie, Gefäßchirurgie, onkologische Chirurgie oder Akutchirurgie. Diese Ausbildung
sollte Pädagogie, Wissen und Erfahrung in Krankenhausadministra-
tion, Ökonomie, Forschungsausbildung sowie eine 6-monatige Ausbildung in den internchirurgischen Subspezialitäten Urologie, Thoraxchirurgie und Kinderchirurgie enthalten. Auf diesen Gebieten
schreitet die Entwicklung rasch voran. Vor 20 Jahren wurden für
eine Chefstellung fast nur klinische Qualifikationen gefordert.
Während der 50er Jahre begann man für gehobene Stellungen an
peripheren Krankenhäusern Habilitation zu fordern, während der
60er Jahre verlangte man dann auch pädagogische Qualifikationen,
und während der 70er Jahre mit dem derzeitigen harten ökonomi-
schen Klima sind die administrativen Qualifikationen immer mehr
in den Vordergrund gerückt.

Tabelle 10 zeigt die Ausbildung von Krankenhausärzten in Lund.
Verbessertes chirurgisches Können wird durch Arbeit als Assistent
oder als Oberarzt erworben. Subspezialisierung wird in einigen
der erwähnten Fachbereiche erteilt. Die Assistenten betreiben
klinische Forschung, wodurch sie einen Beitrag zur Entwicklung
auf dem Fachgebiet leisten. Ich finde es außerordentlich wichtig, daß die jungen Ärzte sich schon früh im Beschlußfassen und

im Leiten von Arbeitsgruppen üben. Deshalb sollte der letztere
Teil der Krankenhausarztausbildung in der Stellung eines Ober-
arztes erfolgen. Dabei ist der Arzt für zwei Assistenten, eine
halbe Pflegestation mit 14-15 Pflegeplätzen, sowie für den Poli-
klinikbetrieb verantwortlich. Wir haben 12 derartige Teams. Alle leitenden Ärzte, der Professor und Direktor sowie die übrigen
leitenden Ärzte haben keine eigenen Pflegestationen sondern arbeiten als Ratgeber für alle Teams und damit für alle Pflegestationen der Klinik.

Von der Gesamtzeit von 6 Jahren an der Universitätsklinik sind
1 1/2 Jahre für die kürzere Ausbildung von jeweils 6 Monaten innerhalb der Urologie, der Thoraxchirurgie und der Kinderchirurgie abgezweigt (Abb. 4). Diese Ausbildung soll so spät wie mög-

Chirurgische Ausbildung

Ziel : Auch die kleinsten Einheiten — Gesundheitszentralen und alle Ortskrankenhäuser —
sollten alle möglichen Spezialitäten haben.
Um ein "Mindestwissen" in allen chirurg-
gischen Spezialitäten garantieren zu
können, kann man beispielsweise die
Chirurgie in zwei gleichwertige Teile
aufspalten.

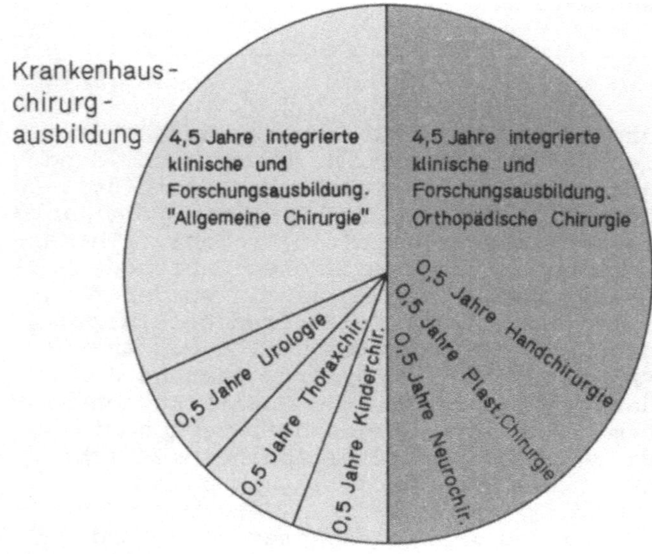

Abb. 4. Krankenhausarztausbildung an der Chirurgischen Klinik des Universitätskrankenhauses in Lund

lich gegeben werden, damit der betreffende Arzt möglichst frische Kenntnisse an sein künftiges Krankenhaus mitbringt. Wir sind auch sehr daran interessiert, daß die Ärzte so viele Fortbildungskurse wie möglich besuchen und so viele Studenreisen wie möglich machen. Die wissenschaftlichen Qualifikationen, auf die ich später zurückkommen werde, umspannen teils eine Habilitation, teils auch die Erfahrung als akademischer Lehrer, jüngere Kollegen auf dem Wege zur Habilitation angeleitet zu haben.

Die administrativen Qualifikationen werden durch Teilnahme an Datenermittlungen innerhalb der Klinik, dem Krankenhaus oder des Landes, Teilnahme an standespolitischer Arbeit, Tätigkeit als administrativer Gruppenleiter an der Klinik, sowie durch Universitätskurse in Administration erworben (Tabelle 11). Abb. 5 und Tabelle 12 zeigen die Teamorganisation der chirurgischen Klinik in Lund. Jeder Teamchef hat außer einer chirurgischen Spezialität auch eine administrative Funktion. Dadurch, daß man die administrativen Funktionen ungefähr jedes oder jedes zweite Jahr wechselt, vermittelt dies den Ärzten eine mehrere Gebiete umfassende Erfahrung.

Die pädagogischen Qualifikationen werden durch das Erteilen von Unterricht innerhalb der Pflegeberufsausbildung für künftige Arztsekretärinnen, Krankenschwestern, Röntgenassistentinnen usw., sowie für Medizinstudenten, Spezialisten und Ärzte in der Fortbildung erworben. Auch das Administrieren des Unterrichts als Studienrektor, Arbeit als Unterrichtsassistent und Kurse in Pädagogik verbessern diese Qualifikationen.

Bis 1970 bestand die Habilitation hauptsächlich darin, daß der Betreffende eigenständig eine wissenschaftliche Arbeit, eine Dissertation, verfaßte.

Diese Ausbildung wurde 1970 geändert (Tabelle 13). Dabei wurde als Ziel der Forscherausbildung in Schweden festgesetzt, daß man anhand der Bedürfnisse der Studenten und des Gemeinwesens den Studenten vor allem folgendes vermitteln sollte:

1. Mehr Fachwissen, zum Beispiel Chirurgie.
2. Geschicklichkeit in Forschungsmethodik.
3. Eigene Forschungserfahrung, d.h. Dissertation.

Es wurde weiter festgelegt, daß die eigene Dissertation keine Meisterprüfung, sondern eine Gesellenprüfung sein sollte, sie sollte kein Endziel, sondern ein Teilziel sein. Außerdem wurde bestimmt, daß Gruppenarbeit prämiert werden sollte und daß die Ausbildung so zusammengesetzt sein sollte, daß der Betreffende in seiner späteren Endposition aus seiner Ausbildung Nutzen ziehen kann. Von uns wurde daher gefordert, eine mehr praktisch, klinische Forscherausbildung zu erteilen. Dies geschieht normalerweise so, daß der Studierende, der gleichzeitig Assistent an der Klinik ist, zusammen mit seinem akademischen Lehrer (Oberarzt, Dozent) fünf bis acht Artikel schreibt, die dann in verschiedenen wissenschaftlichen Zeitschriften veröffentlicht werden. Zu diesen Arbeiten schreibt der Studierende dann eine Zusammenfassungsarbeit von ca. 40-50 Seiten, wonach diese Dissertation anläßlich eines öffentlichen Seminariums mit dem Professor

Tabelle 11. Zusammenfassung aus dem Medizinischen Erlaß von 1973

---

a) Klinische Qualifikationen

"Gute Zeugnisse über Tätigkeit im Fachbereich."

"Tätigkeit im Fachbereich, die von Bedeutung für die gesuchte Stelle ist."

"Erworbenes Können und Erfahrung."

"Im übrigen soll bei der Beurteilung besonders auf hervorragende klinische
Leistungen Rücksicht genommen werden, die zur Entwicklung innerhalb des
berührten Fachbereiches beigetragen haben."

In vier Gruppen aufgeteilt:

Hauptsächliche Qualifikation
Nebenqualifikation innerhalb der Spezialität
Nebenqualifikation außerhalb der Spezialität
Sonstige Qualifikationen (z.B. private Arztpraxis, Weiterbildungskurse,
                                    Studienreisen usw.)

---

b) Wissenschaftliche Qualifikationen

"Mit gutem Zeugnis dokumentierte Forschungsarbeit."

*"Dabei soll besonders auf solche Forschunschungsarbeit Rücksicht genommen
werden, die für den Arbeitsbereich wichtig ist, zu dem die betreffende
Stelle gehört."*

Bei der Beurteilung soll auf folgendes Rücksicht genommen werden:

Teils auf wissenschaftliche Qualifikationen wie z.B.
Doktorexamen (Habilitation) und Dozentur.
Teils auf sonstige dokumentierte Tätigkeit auf
wissenschaftlichem Gebiet.

---

c) Pädagogische Qualifikationen

"Gewandtheit und Erfahrung, den Unterricht und die Anleitung zu planen
und zu leiten innerhalb der Grundausbildung, Weiterbildung und Fortbildung
von Ärzten sowie in der Pflegeberufsausbildung."

"Soll mit Zeugnis belegt sein, das Art und Umfang des pädagogischen
Wirkens des Betreffenden beschreibt."

"Dabei soll die pädagogische Verfassertätigkeit des Betreffenden und die
Absolvierung einer Ausbildung in der Technik des Unterrichtens berücksichtigt werden."

"Tätigkeit als Assistent und Unterrichtsassistent an einer wissenschaftlichen Institution soll angerechnet werden."

---

d) Administrative Qualifikationen

"Erfahrung und Wissen vor allem innerhalb der Pflegeorganisation."

Zeugnis über Leistungen in der allgemeinen Pflegeplanung, Krankenhaus-
planung und Datenermittlung oder andere administrative Aufträge von
Regierung, kommunalen oder anderen Behörden.

Besonderes Gewicht sollte auf administrative Erfahrungen gelegt werden, die
durch Tätigkeit als Direktor einer Klinik oder sonstiger Pflegeeinrichtung,
als ärztlicher Direktor oder Chefarzt
....
Oder durch Tätigkeit als Sachverständiger im Gesundheitsministerium
oder ähnliche Tätigkeiten erworben sind.

---

als Examinator und einem von der Fakultät hierfür ernannten Opponenten sowie einigen besonders Sachkundigen mit dem Respondenten und seinem akademischen Lehrer einige Stunden diskutiert wird. Ich habe einige Exemplare solcher Zusammenfassungsdissertationen mitgebracht, die sich interessierte Zuhörer ansehen können.

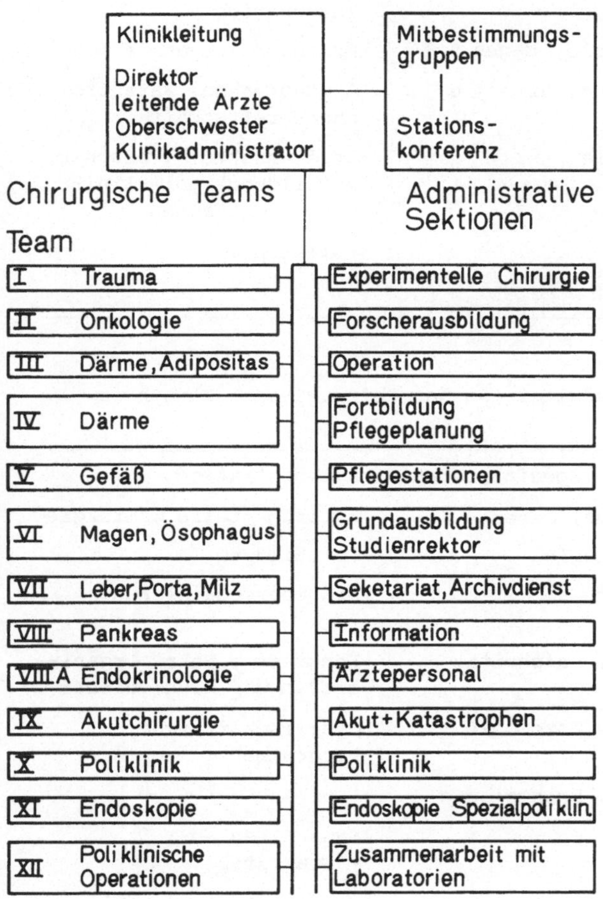

Abb. 5. Organisation der Chirurgischen Klinik in Lund

Tabelle 12a. Klinische und administrative Verantwortungsbereiche für
Leitende Ärtze an der Chirurgischen Klinik in Lund ab 28.8.1978

	Chir. Spezialitäten	Administration
STIG BENGMARK	Leber – Porta – Gallen-wege, Pankreas	Klinikchef – Direktor Langzeitplanung Integration
STEN ERIKSSON	Endoskopie, Magen	Endoskopieorganisation
STIG INGEMANSSON	Endokrine Chirurgie	Akutaufnahme, Katastrophenbereitschaft
LO HAFSTRÖM	Onkologie	Studienrektor (Forscherausbildung) poliklinische Operationen
PER FREDLUND	Darm	Poliklinik
vakant	Gefäß	

Tabelle 12b. Oberärzte (Abteilungsleiter) an der Chirurgischen Klinik in
Lund ab 28.8.1978

		Chir. Spezialitäten	Administration
GÖRAN GÖRANSSON	Team I	Trauma, Leber	Experimentelle Chirurgie
P-E. JÖNSSON	Team II	Onkologie	Fortbildung
KNUT ASPEGREN (B. JEPPSSON)	Team III	Leber	Ärztepersonalplanung
BENGT G.PETERSSON	Team IV	Darm, Adipositas	Kongresse, Sekr. Organisation und Archivdienst
K. SUNDQVIST	Team V	Darm, Onkologie	Gesellschaftliche Programme
HANS BAUER	Team VI	Darm, Proktologie	
LARS NORGREN	Team VII	Gefäß	Haushaltsplan + Statistik
JAN OSCARSON	Team VIII	Ventriculus, Ösophagus	Stellvertretender Klinikchef
BENGT BÖRJESSON	Team X	Porta, Milz	Operation
MATS ERICSSON	Team XI	Endokrine Chirurgie	Redakteur für Klinikbuch
INGEMAR IHSE	Team XII	Pankreas	Studienrektor (Studenten)

Tabelle 13. Zusammenfassung der neuen Forscherausbildung - Habilitation

a)
"Die Forscherausbildung hat vor allem den Zweck den Studenten auf Grund
der eigenen und der *Bedürfnisse* der Gesellschaft folgendes zu vermitteln:

1. Mehr Fachwissen
2. Geschicklichkeit in Forschungsmethodik und
3. Forschungserfahrung."

b)
Der Bedarf der Gesellschaft?
Zielgruppe: Die Kranken oder die präsumptiv Kranken

Bedeutet vermutlich:
Verlagerung des Schwergewichts auf Diagnose, Therapie und Prognose.

Fordert:
Verbessertes Wissen in Epidemiologie; "follow up" von klinischem Material,
Prüfung von diagnostischen und therapeutischen Methoden. Evaluierung ver-
schiedener Krankenpflegeformen.

c)
Für jedes Fach ein Studienplan.
1. Allgemein
2. Individuell

Wird vom Examinator in Zusammenarbeit mit Studenten und akademischen
Lehrern ausgearbeitet.

Die hauptsächliche Ausbildung erfolgt in der Klinik.
Ergänzungen sind:
1. Grundkurse
2. Methodikkurse
3. Seminarien

d)
Angestrebtes Ziel:
Gesellenprüfung — keine Meisterprüfung
Teilziel   — kein Endziel

Das heißt:
Kleinere Quantität
Unveränderte (verbesserte) Qualität
Veränderte Formen

Gruppenarbeit
Mehr zielbewußt — klinisch orientiert
Keine Zeugnis
Kann an einer anderen Fakultät abgelegt werden
Keine automatische Dozentur

Ich schätze es besonders, daß diese Reform die Forschung mehr
praktisch, klinisch orientiert hat und daß Gruppenarbeit prämiert wird, was ich innerhalb der praktisch-klinischen Arbeit
für sehr wichtig erachte. Diese Veränderung hat das Ansehen der
Forschungsausbildung erhöht. Es ist heutzutage in Schweden weitgehend anerkannt, daß auch die leitenden Ärzte an nicht akademischen Krankenhäusern eine wissenschaftliche Ausbildung haben
sollen.

Kurz einige Worte über die pekuniäre Vergütung (Tabelle 14).
Alle Ärzte — außer dem Professor und Direktor — erhalten eine
Vergütung für eine 40-stündige Arbeitswoche. Außerdem können Ärzte, wenn dies erforderlich ist, gegen Bezahlung für eine weitere
feste Anzahl Wochenstunden angestellt werden. An der chirurgischen Klinik in Lund ist die feste Arbeitszeit 47 Std pro Woche.
Dazu kommt dann Bezahlung für Überstunden sowie Zulage für Arbeit, die nachts oder an Samstagen und Sonntagen geleistet wird.
Das monatliche unversteuerte Einkommen beträgt für einen Professor und Direktor DM 7.627,28, für einen leitenden Arzt und Chef
einer nicht zur Universität gehörenden Klinik DM 6.119,20, für
einen Oberarzt DM 5.330,89, für einen Spezialistassistenten
DM 4.880,43, für einen Assistenten mit 2-5 Jahren Chirurgie-
erfahrung DM 3.913,81, für einen Medizinalassistenten und einen
jungen Assistenten mit weniger als einem Jahr Erfahrung
DM 2.947,60.

Die pekuniäre Vergütung für die Arbeitszeit über 40 Std pro Woche schwankt zwischen DM 160,76 für den leitenden Arzt und Chef
einer nicht zur Universität gehörenden Klinik und DM 77,53 für
Medizinalassistenten und jüngere Assistenten. Die Vergütung für
Bereitschaftsdienst beträgt 1 Std Freizeit für 1 Std Arbeit und
bei pekuniärer Vergütung erhält der Arzt ein Entgelt, das dem für
1/2 Arbeitsstunde entspricht.

Wir haben zur Zeit zu wenig Chirurgen in Schweden, was zu einer
unhaltbar langen Arbeitszeit führt (s. Abb. 6 und Tabelle 15).
Eine 1974 durchgeführte Arbeitszeituntersuchung zeigte, daß die
Chirurgen 60 Std oder mehr an ihrem Arbeitsplatz sind. Hierzu
kommt außerdem für leitende Chirurgen eine Rufbereitschaft von
20-30 Std. Dies bedeutet, daß der Chirurg während mehr als der
Hälfte aller Std der Woche an die Krankenversorgung gebunden
ist. Das Angebot an frisch ausgebildeten Ärzten ist jedoch begrenzt. Deshalb gibt es eine zentrale Planungsstelle für ganz
Schweden und in Zusammenarbeit mit den Partnern des Arbeitsmark-
tes und dem Gesundheitsministerium wurden Pläne für die Anzahl
Spezialisten im Jahre 1985 aufgestellt.

Diesen Plänen gemäß soll es 1985 in Schweden bei einer Einwoh-
neranzahl von 8 Millionen 1050 Allgemeinchirurgen oder 131 Allgemeinchirurgen pro Million Einwohner geben. Um dieses Ziel zu
erreichen, müssen pro Jahr 58 Chirurgieassistenten ihre Chirurgenausbildung anfangen. Auf die gleiche Weise plant man für 500
Orthopäden, 125 Urologen sowie 45-70 Spezialisten für die übrigen chirurgischen Fachgebiete.

Tabelle 14a. Monatliches Einkommen – 1977 (für 40 Std ausschließlich Nachtzuschlag) unversteuert

Universitätsprofessor und Direktor	7.627,28 DM
Leitender Arzt, Chef für nicht zur Universität gehörende Abteilung	6.119,20 "
Leitender Arzt – Poliklinik	5.775,64 "
Oberarzt	5.330,89 "
Spezialistassistent	4.883,43 "
Assistent 2 – 4 1/2 Jahre Chirurgie	3.913,81 "
Medizinalassistent, junger Assistent	2.947,60 "

Tabelle 14b. Überstundenvergütung pro Monat 1977

Universitätsprofessor und Direktor	O
Leitender Arzt, Chef für nicht zur Universität gehörende Abteilung	160,76 DM
Leitender Arzt – Poliklinik	151,79 "
Oberarzt	145,26 "
Spezialistassistent	145,41 "
Assistent 2 – 4 1/2 Jahre Chirurgie	105,68 "
Medizinalassistent, junger Assistent	77,53 "

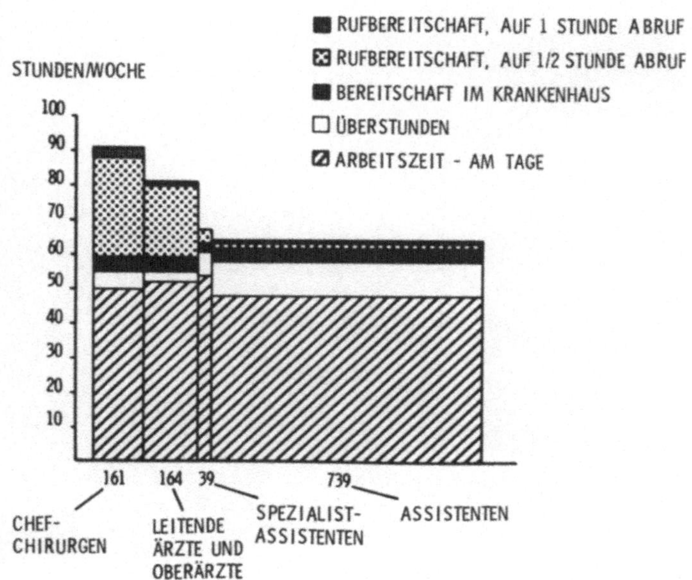

Abb. 6. Arbeitswoche der schwedischen Chirurgen 1974

Tabelle 15. Geplante Anzahl verfügbarer Chirurgiespezialisten 1985

		pro Millionen Einwohner	neue "Blocks" pro Jahr[a]
Allgemeine Chirurgie	1050	131	58
Orthopädie	500	63	32
Urologie	125	16	11
Kinderchirurgie	65	8	3
Handchirurgie	40	5	1
Neurochirurgie	70	9	1
Thoraxchirurgie	45	6	1
plastische Chirurgie (einschl. Pflege von Brandschäden)	55	7	4

[a]Gibt die Anzahl derer an (pro Jahr) die ihre Spezialistenausbildung anfangen.

Gemäß obigem Planungsprogramm wird die Anzahl der Chirurgen in
den nächsten Jahren in der Krankenhausversorgung mit 4,2% pro
Jahr und die Anzahl in der ambulanten Versorgung mit 7,6% pro
Jahr steigen.

Meiner Meinung nach ist dies viel zu wenig, was die Verbesserung
der Arbeitsbedingungen der Chirurgen stark beeinträchtigt und
besonders auch die Geschwindigkeit der wünschenswerten Weiterentwicklung in der Chirurgie hemmt.

Postgraduate Surgical Training in the United Kingdom

J. Alexander-Williams

The Postgraduate Surgical Training in Britain was not planned,
like so many institutions in Great Britain — it evolved. Ten
years ago the training of surgeons in Britain was very haphazard but in recent years there has been a gradual development of
regulations to bring the training programme in line with that of
the United States and Western European countries.

After graduation from medical school an aspiring surgeon has
to complete one year's postgraduate training before registration.
The graduate usually spends six months in house officer posts in
surgery and six months in medicine. It is not possible to spend
the whole year in a surgical post. Providing that the house officer completes these jobs to the satisfaction of the chief of
the service he or she automatically becomes "registered" after
one year.

Then begins the specialist surgical training. This is divided
into two parts, the first in preparation for the examination for
followship of one of The Royal Colleges of Surgeons (F.R.C.S.)
and the second after passing the examination, is a period of accreditation in approved higher surgical training posts.

The F.R.C.S. examination regulations differ somewhat between
the four Royal Colleges of England, Ireland, Edinburgh and Glasgow, although they are basically similar. It consists of a primary and a final F.R.C.S. examination.

The primary F.R.C.S. examination tests the candidate in the basic
sciences of anatomy, physiology and pathology. It is traditional-
ly a difficult examination and, in The Royal College of Surgeons
of England, the pass rate is usually only about 15%. The ability
to pass this difficult examination indicates that, at an early
stage in training, the aspiring surgeon is of highacademic cali-
bre and also that he or she has considerable capacity for hard
work. Most candidates enroll for a full time or part time course
in special training for this primary F.R.C.S. examination. One
of the most successful courses is run by The Royal College of
Surgeons of England. It is a full time course and has to be
financed entirely by the candidate.

Once having passed the primary F.R.C.S. examination, the aspiring
surgeon has to take the final F.R.C.S. examination but cannot do
so until at least two years after graduation and until after
completing a number of approved hospital posts. In general surgery these posts consist of a year in general surgery, six months
in accident and emergency surgery and six months in a surgical
specialty such as paediatric, urological, plastic or orthopaedic
surgery.

Having completed the requisite training posts the candidate may then sit for the final F.R.C.S. examination. This is also a highly competitive examination with only a 20% to 30% pass rate. However, it must be remembered that it is only those who have passed the very difficult primary examination who are eligible to sit the final examination. Therefore, it is usually at least three years after graduation before the young surgeon becomes a fellow of one of The Royal Colleges of Surgeons. This is usually the last formal examination the surgeon has to take. The large majority of surgeons, once they become a fellow of a Royal College, eventually complete their training, become accredited and are appointed to a consultant staff post.

The accreditation period has been the most recent development in the planned training of surgeons in the United Kingdom. The accreditation of higher surgical training is a scheme evolved and controlled by the Joint Committee of i) the four Royal Surgical Colleges of Great Britain and Ireland, ii) the relevant Specialist Associations and iii) the University Professors of Surgery. The basis of the scheme of higher surgical training is a training program lasting from three to five years in each of the major surgical specialties for those who will normally be seeking consultant staff appointments. The surgical specialties concerned are general surgery, neurological surgery, ophthalmology, orthopaedics, otolaryngology, paediatric surgery, plastic surgery, thoracic surgery and urology. In general surgery the period of accreditation is four years, at least three of which must be spent as a senior registrar or in a post of equivalent responsibility and training potential (such as the post of lecturer in a University Department of Surgery). Under certain circumstances, if the trainee has had a large amount of training in approved posts before passing the F.R.C.S. examination the period of accreditation may be reduced from 4 years to 3 years.

In neurological surgery a five year training period is required. In ophthalmology, orthopaedic surgery and thoracic surgery, four years are required. In otolaryngology, plastic surgery and urology a three year training period is required.

The number of approved senior registrar posts that may be held by candidates before they become accredited are limited, therefore limiting the number of people who can finally achieve accreditation in surgery. The aim of the accreditation scheme is to plan so that the exact number of surgeons are trained for the consultant posts available. In Great Britain it is almost impossible for a surgeon to obtain a living outside the National Health Service; full time private practice is virtually unknown.

In the Birmingham region where I work, we have a population of $5\frac{1}{2}$ million and we have twelve senior registrars and four lecturers in the Department of Surgery. This means that we have only 20 general surgeons in the final stage of training at any one time. We are producing an average of five new fully trained surgeons each year. This is approximately the number required to fill the vacancies in the Health Service caused by death or retirement (compulsory at the age of 65 years).

The training of a surgeon in Great Britain is long. It is rare
for a surgeon to be fully accredited before 8 years after graduation; many take much longer. The system is very competitive in
its early stage and a high degree of ability and capacity for
hard work is required before the surgeon passes the F.R.C.S.
examination. Once past this hurdle the surgeon has to compete
for the relatively few senior registrar posts available. However,
once the surgeon is appointed to a senior registrar post he or
she is almost certainly assured of accreditation and eventually
a consultant surgical post. A career in surgery is therefore
usually assured by the age of 30 years and most trainee surgeons
in the United Kingdom now have a final definitive consultant
post by the age of 34.

Table 1

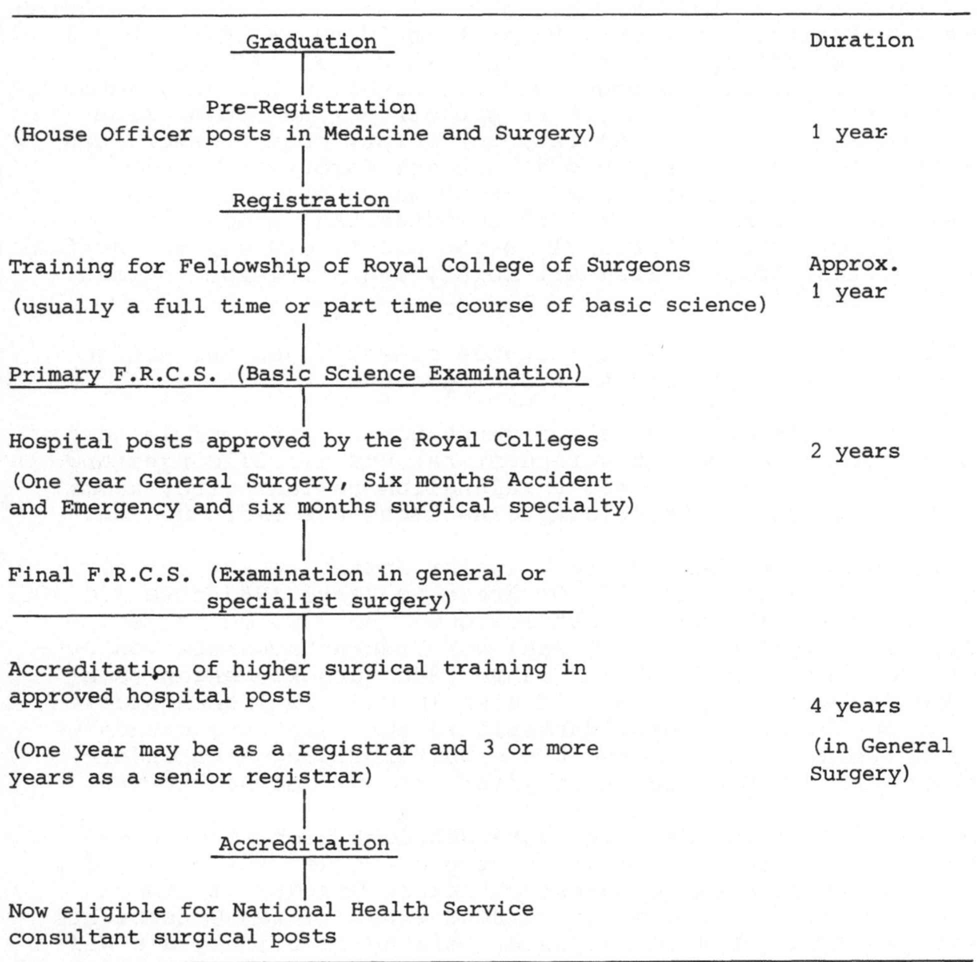

	Duration
Graduation	
Pre-Registration (House Officer posts in Medicine and Surgery)	1 year
Registration	
Training for Fellowship of Royal College of Surgeons (usually a full time or part time course of basic science)	Approx. 1 year
Primary F.R.C.S. (Basic Science Examination)	
Hospital posts approved by the Royal Colleges (One year General Surgery, Six months Accident and Emergency and six months surgical specialty)	2 years
Final F.R.C.S. (Examination in general or specialist surgery)	
Accreditation of higher surgical training in approved hospital posts (One year may be as a registrar and 3 or more years as a senior registrar)	4 years (in General Surgery)
Accreditation	
Now eligible for National Health Service consultant surgical posts	

Qualifizierte chirurgische Weiterbildung
Ihre Durchführung und Überprüfung

W. Müller-Osten

Im ersten Teil des heutigen Tages hat Herr LOBKOWICZ von der
Freiheit der Lehre und des Lernens gesprochen und dazu Worte gesagt, die besonders in dieser Zeit höchster Beachtung wert sind.

Erlauben Sie mir, daß ich als letzter Redner dieses festlichen
Symposiums diese Gedanken mit einem einzigen Wort aufnehme und
im Zusammenhang mit meinem Thema noch einmal auf einen besonderen
Aspekt der Freiheit hinweise. Da Weiterbildung in ihrem doppel-
ten Sinn, als Auftrag des Weitergebenden und als Ziel des Auf-
nehmenden, nichts mit Anspruch und Forderung zu tun hat, sondern
nur mit Aufgabe und Pflicht, kann sie nur auf dem Boden einer zu
ihrem Wesenskern zurückgeführten, zur Verpflichtung gewordenen
Freiheit gedeihen. Diese Freiheit hat der Hamburger Theologe
HELMUT THIELECKE in seiner berühmten Rede an die Deutschen in
der Feierstunde zum 17. Juni 1962 im Bundestag in die Worte PAUL
DE LAGARDES gekleidet: "Freiheit heißt nicht, daß wir tun dürfen,
was wir wollen, sondern Freiheit heißt, daß wir werden dürfen,
was wir sollen".

Zum Thema selbst in der späten Stunde dieses Tages nur einige
bruchstückhafte unsystematische Schlaglichter.

In einer Zeit, in der ein falsch verstandener Reformwille das
Medizin-Studium nachteilig verändert hat und der Bildungsstand
der jungen Ärzte vielfach als unzulänglich beklagt wird, kommt
der fachärztlichen Weiterbildung eine wachsende Bedeutung zu.

Wenn die getrennten Berechnungen zweier Institute zutreffen,
daß statt der jetzt rund 124.000 Ärzte im Jahre 1985 etwa 180.400,
1990 bereits 209.100 und im Jahre 2.000 rund 220.000 Ärzte ap-
probiert sein werden, daß die Zahl der Krankenhausärzte von derzeit 62.000 aber auf 55.000 im Jahre 1990 zurückgegangen sein
wird und daß schließlich für die etwa 10.000 jährlichen Studien-
abgänger nur 6.500 Weiterbildungsplätze zur Verfügung stehen werden, dann verdient auch deshalb die Weiterbildung eine andere
Beachtung als ihr vielfach noch jetzt bei uns geschenkt wird.

Die *Weiterbildung* zum Facharzt unterscheidet sich in unserem
Sprachgebrauch nicht nur darum so streng von der *Ausbildung* der
Studenten, weil sie aus arbeitsrechtlichen Gründen im Rahmen
ärztlicher Tätigkeit und nicht während eines reinen Unterrichts
erfolgt, sondern vor allem deshalb, weil Weiterbildung die Wei-
tergabe des Erfahrungsschatzes von Generation zu Generation ist
und diese Aufgabe nur erfüllt werden kann, wenn sie auf allgemeinen Wissens-Voraussetzungen aufbaut, die bereits im Studium
geschaffen sind. Müssen diese jedoch erst während der Weiterbildungszeit nachgeholt werden, dann verschieben sich ihre Grund-

lagen. Die manchem zu lang erscheinende 6jährige Mindestzeit
bei einer 40-Stunden-Woche kann dann für eine chirurgische Facharzt-Weiterbildung keinesfalls ausreichen.

Wenn aber eine — über die Ansätze der letzten Novellierung hin-
ausgehende, wirkliche Verbesserungen bringende — *Änderung der
Approbationsordnung* nicht erreichbar ist, dann muß diese relativ kurze Weiterbildungszeit besonders intensiv genutzt werden.
Der kritischen Prüfung, ob ein junger Arzt zum Chirurgen geeignet ist, durch den Weiterbilder und durch den Weiterzubildenden
selbst fällt großes Gewicht zu. *Spätestens nach einem Jahr* muß
eine klare *Entscheidung* fallen, die zur *Fortsetzung* oder aber
zum *Abbruch* der Weiterbildung führt. Der erfahrene Chirurg hat
dabei das Interesse des jungen Arztes gegenüber dem vorrangigen
der Kranken abzuwägen und auch seine eigenen Interessen zurück-
zustellen. Die Beurteilung eines angehenden Chirurgen sollte
sich nicht allein auf fachliche oder manuelle Aspekte beschränken, sondern — weit mehr als das in der Vergangenheit geschah —
auch auf die charakterliche Eignung zum Chirurgen.

Dabei werden die *fragwürdigen Auswahlprinzipien für das Medizin-
Studium* Ärzte erwarten lassen, die ganz anders strukturiert sein
könnten als etwa die, die nach unserer Vorstellung eine besondere
Eignung zur Chirurgie mitbringen. Es gibt Skizzen über diese
Klassenersten, von denen nicht wenige als introvertierte, Vorschriften zugeneigte, Risiken abgewandte, Verantwortung scheuen-
de Menschen gezeichnet werden.

Weil qualifizierte chirurgische Weiterbildung nur in einem engen
Lehrer-Schüler-Verhältnis optimal erreichbar ist, bei dem das
ständige menschliche und fachliche Vorbild des Lehrers einerseits und die permanente Aufnahmebereitschaft des Schülers andererseits maßgeblich zusammenwirken müssen, ist es schwer, diesen
Weiterbildungsgang in ein *Reglement* einzuschnüren. Das jedoch
ist erforderlich, weil ja auch der Weiterbildungsweg überprüfbar
sein muß und nur überprüft werden kann, was exakt definiert und
geschrieben ist.

Wer in der Facharzt-Weiterbildung nicht nur die Vermittlung von
Lehrbuchwissen sieht, wird solche etwas primitive reglementieren-
de Einengungen besonders nachteilig empfinden. Dennoch müssen die
Anforderungen so klar umgrenzt formuliert werden, daß sie even-
tuell sogar Grundlage von Gerichtsentscheidungen werden können.

Man darf indessen nicht vergessen, daß erzwungene Leitlinien
auch positive Seiten haben, weil sie auch den Weiterbilder in
die Pflicht nehmen und ihn zwingen, sich dieser so wichtigen Aufgabe vorrangig anzunehmen.

Der etwa zu unserer Aussistentenzeit gültige Gedanke, daß es aus-
reiche, dem Lehrmeister ständig über die Schulter zu sehen, und
daß es wichtiger sei, ihm möglichst oft assistiert als selbst
operiert zu haben, dieser — sicher abwegige — Gedanke wird damit
endgültig begraben. Insoweit ist eine Reglementierung der Weiterbildung, die ja überwiegend den Lehrer belastet, zu begrüßen.

Es ist eine sehr souveräne Vorstellung, daß es jedem gestande-
nen Chirurgen überlassen bleiben müsse, wie er aus seinen jungen
Mitarbeitern gute Chirurgen macht. Aber gerade der Souveräne wird
diese Freiheit nicht durch Ungeeignete mißbraucht sehen wollen.

Und schließlich sollte nicht übersehen werden, daß in Zukunft
nicht nur der Facharzt-Anwärter selbst einer Prüfung ausgesetzt
wird, sondern mit ihm — vielleicht mehr und unmittelbarer als in
anderen Prüfungen — auch der zur Weiterbildung ermächtigte Chirurg, der dem Adepten das erst zur Prüfung führende Zeugnis der
Eignung und Reife ausgestellt hat. Derartiges hat es bei uns bisher nicht gegeben und es ist nun an uns, aus dieser Prüfung etwas zu machen. Nachdem die berufs-rechtlichen Bedenken gegen eine
solche Prüfung dank intensiver ärztlicher Vorstellungen behoben
sind, kann die *Facharztprüfung* nun als das angesehen werden, was
sie sein soll, nämlich die große Chance, in besonderem Maße ni-
veauerhaltend wirken zu können. Vorerst ist sie unzulänglich
konzipiert. Hier stellt sich für die Zukunft — gerade im Hinblick
auf die mancherlei Mängel der jetzigen Examina — eine besonders
wichtige Aufgabe.

Jeder, insbesondere der Kranke, wird es uns letztlich danken,
wenn die Facharzt-Weiterbildung in Deutschland den Charakter
einer Elitenbildung behält und verstärkt wieder erhält — so sehr
gerade solche Tendenzen von denen bekämpft werden, denen Nivellierung und Abwertung wichtiger sind als Leistungssteigerung.

Es lag deshalb nahe, exakte d.h. verbindliche, *Richtlinien für
den Ablauf der chirurgischen Weiterbildung* zu fordern. Sie hätten den Vorteil, Unklarheiten über den Weiterbildungsgang bei
Lehrer und Schüler zu beseitigen und beiden Beteiligten verbindliche Empfehlungen an die Hand zu geben, nach denen verfahren
werden kann. Aber gerade sie würden die beängstigende Verschulung mit allen ihren negativen Auswirkungen auch in die fachärzt-
liche Weiterbildung hineintragen. Sie könnten überdies praktisch
nicht ausreichend berücksichtigt werden, weil das von Krankenhaus zu Krankenhaus unterschiedliche Krankengut sowie die verschiedene Zahl und Qualität der Ärzte die Einhaltung selbst
eines ganz weitgespannten Rahmens nicht gewährleisten würden.
Sie wären daher irreal.

Wenn also kein genauer Lehrplan, so doch ein nach der Weiterbildungsordnung und ihren Anlagen abgestufter und einzuhaltender
Weiterbildungsgang, für den der zur Weiterbildung ermächtigte
Chirurg einzustehen hat — eine vielfach noch unterschätzte Verpflichtung.

Besondere Aufmerksamkeit gebührt der *Weiterbildungszeit* und dem
Weiterbildungsinhalt, auch bezüglich der Weiterbildung in den
Teilgebieten. Nur wer stets bedenkt, daß die Facharztanerkennung
nicht mehr ist als die Bestätigung eines Mindeststandards (und
nicht etwa einer Spitzen-Norm) wird die zwangsläufig kurzen Wei-
terbildungszeiten akzeptieren. Und wer nicht aus den Augen ver-
liert, daß das *Zusammenhalten der Chirurgie* nur mit Hilfe des
konstruktiven Teilgebiets-Gedankens gelingt, wird es hinnehmen,
daß zusätzlich zu einer 3jährigen Basis-Weiterbildung in Allge-
meiner Chirurgie eine unterschiedlich etwa gleich lang dauernde

Weiterbildung im Teilgebiet ausreichen soll, um einem Facharzt
für Chirurgie auch eine Teilgebiets-Anerkennung einzutragen.
So manche Opposition gegen die Unzulänglichkeit dieser Zeiten
würde automatisch entfallen, wenn diese Prämisse bedacht würde.

Daß es dennoch gerade in der jungen Generation Stimmen gibt, die
selbst diese 6jährige Weiterbildungszeit als noch zu lang ansehen und zu den 5jährigen EG-Normen zurücktendieren, darf nicht
übersehen werden.

Eine 6jährige Weiterbildungszeit kann nur dann eingehalten werden, wenn buchstäblich jeder Tag genutzt und nichts übersehen
wird, was die Weiterbildungsordnung vorschreibt, auch dann, wenn
es die eigene Klinik nicht zu bieten vermag. Wenn aus organisatorischen Gründen die verlangten urologischen oder neuro-chirur-
gischen Operationen nicht vorgenommen, wenn eigene Erfahrungen
in Anästhesie, in Schockbekämpfung und Wiederbelebung sowie
selbständige Kenntnisse der Röntgen-Technik nicht vermittelt
werden können, so muß durch *Rotation — gegebenenfalls auch außerhalb der Klinik* — dafür gesorgt werden. Auch das ist eine eindeutige Aufgabe des Weiterbilders.

Rotations-Schemen lassen sich nur für die jeweilige Klinik, aber
leider nicht generell aufstellen. Der weitaus größte Teil der
chirurgischen Weiterbildung wird bei uns in nicht-universitären
Krankenhäusern absolviert. Daß manche wünschenswerte verbindliche Regelung noch nicht durchführbar ist, hat viele Gründe, nicht
zuletzt auch personelle und menschliche.

Ein schwerwiegender Mangel in der Ausbildung der Studenten stimmt
besonders bedenklich, nämlich die Tatsache, daß viele Studenten
sich ein *Kompendiums-Wissen* aneignen und nicht mehr in Zusammenhängen denken lernen. Was das für eine spätere verantwortliche
ärztliche Tätigkeit für Folgen haben wird, läßt sich vorerst nur
ahnen oder besser: befürchten.

Zusätzliche Probleme entstehen für die Weiterbildung an großen
Kliniken dann, wenn den jungen Ärzten eine Problembewältigung
in Diagnostik und Therapie vorgeführt wird, die u.U. weit entfernt
ist von der an einem durchschnittlichen Krankenhaus überhaupt
möglichen und wenn die angehenden Chirurgen niemals gelernt haben, auch *mit einfachen Mitteln* fertig zu werden.

Bedauerlich oft stehen junge chirurgische Fachärzte in späteren
Positionen vor fachlichen, aber auch vor formalen *Lücken in ihrer
Weiterbildung,* die ihnen dann erhebliche Schwierigkeiten berei-
ten. Weder hätte die Weiterbildung so unbeaufsichtigt ablaufen
noch hätte hier eine Facharztanerkennung ausgesprochen werden
dürfen. Es ist erschreckend, wie wenige der betroffenen jungen
Ärzte sich rechtzeitig selbst darum gekümmert haben, was die
Weiterbildungsordnung ihnen vorschreibt.

Daß der weitaus größere Teil des derzeitigen Nachwuchses die
Fragen der eigenen beruflichen Zukunft als etwas betrachtet, für
das man sich allenfalls dann zu interessieren braucht, wenn man
unmittelbar vor dem Sprung in die Selbständigkeit steht, manch-
mal nicht einmal dann, ist ein weiteres erstaunliches Phänomen.

Dabei bringen Gleichgültigkeit und Unwissenheit (z.B. im Vertragswesen) allen schweren Schaden, auch den sogenannten Etablierten.

Es bedarf weiter der Erwähnung, das notwendige *Zeugnis* nicht als Gefälligkeitsattest anzusehen, sondern als den überprüfbaren Nachweis der Eignung und Reife zum Chirurgen. Darüber kann niemand mehr ein so begründetes Urteil abgeben wie der Weiterbilder selbst.

Mit besonderem Interesse beobachte ich seit 1 1/2 Jahrzehnten die bahnbrechenden Vorleistungen für eine *Qualitätskontrolle der Weiterbildung*, wie sie in den Niederlanden erbracht werden. Der Weg, den das holländische *Concilium chirurgicum* und seine Nachfolge-Organisationen für die Überprüfung des Weiterbildungsganges des jungen Chirurgen beschritten haben, ist für uns in hohem Maße beachtens- und auch nachahmenswert. Eine sorgfältig bedachte Synthese zwischen einer solchen Eigeneinrichtung und der staatlich verordneten Facharztprüfung könnte sich auch für uns segensreich auswirken.

Weil die chirurgische Weiterbildung nicht die fachschulartige Absolvierung von Themenkatalogen sein darf, kann es nicht damit getan sein, etwa allein eine saubere Indikationsstellung und exakte Operationstechnik zu lehren — so eminent wichtig gerade diese Aufgaben natürlich sind —, sondern dem jungen Arzt dieser Zeit, der in Gefahr ist, den Beruf als einen Job wie jeden anderen anzusehen, muß tagein tagaus seine moralische Pflicht klargemacht und vorgelebt werden, die ihm der ärztliche Dienst am Kranken buchstäblich auferlegt. In Zeiten bösartiger Inhumanität ist es doppelt unerläßlich, jungen Menschen bewußt zu machen, daß ohne die *Bindung an die sittlichen Normen* jede ärztliche Tätigkeit ihrer Grundlage beraubt ist.

Gerade angesichts der vor uns liegenden *Arztschwemme* und ihrer bedrohlichen *Konkurrenzsituation* für jeden einzelnen sollten wir den Mut haben, im Sinne von LOBKOWICZ Weiterbildung wieder als Erziehung anzusehen, so ungern das manche gerade der erziehungsbedürftigsten jungen Leute hören wollen. Nur dann werden wir wieder die Höchstleistung erreichen, die zur Selbstbehauptung unerläßlich ist.

Aktivitäten der Österreichischen Gesellschaft für Chirurgie und der assoziierten Fachgesellschaften in Hinblick auf die Fort- und Ausbildung des chirurgischen Nachwuchses

H. Steiner

Die *Österreichische Gesellschaft für Chirurgie* und die ihr assoziierten Fachgesellschaften

Arbeitskreis AO (Osteosynthese)
Gesellschaft der Chirurgen in Wien
Österreichische Gesellschaft für Gefäßchirurgie
Arbeitsgemeinschaft für Kiefer- und Gesichtschirurgie
Österreichische Gesellschaft für Neurochirurgie
Österreichische Gesellschaft für Experimentelle Chirurgie
Österreichische Gesellschaft für Kinderchirurgie
Österreichische Gesellschaft für Orthopädie und Orthopädische
Chirurgie
Österreichische Gesellscahft für Unfallchirurgie
Österreichische Gesellschaft für Urologie

waren sich immer schon bewußt, daß die derzeitige Ausbildung zum
Facharzt für Chirurgie besonders in Hinblick auf das theoretische
Wissen insuffizient ist. Erfahrungsgemäß wird im allgemeinen von
den in Ausbildung stehenden Chirurgen wenig Literaturstudium betrieben, in gleicher Weise erscheint auch der Besuch von Kongres-
sen, Tagungen, Symposien usw. gerade für die konkrete Ausbildung
nicht immer möglich und vor allem auch nicht immer zielführend.
Besonders erscheint auch das Wissen über die Probleme und Fortschritte in den chirurgischen Spezialdisziplinen äußerst mangelhaft, da sowohl die Rotation der in Ausbildung stehenden Ärzte
durch regionale Verhältnisse bedingt oft unmöglich ist und auch
in der Praxis an größeren Krankenhäusern und nicht immer an den
Universitätskliniken durchgeführt wird.

Wenn auch sicherlich die rein operative und diagnostische Ausbildung für Chirurgie in Österreich im allgemeinen in ausreichendem
Maße gewährleistet ist, so erscheint doch im Endeffekt eine brei-
tere Wissensbasis zur Erlangung der Facharztqualifikation im Interesse der Kollegen selbst und natürlich letzten Endes für ihren
zukünftigen Wirkungskreis besonders wünschenswert.

Als Weg dieses Ziel zu erreichen, erschien daher unserer Gesellschaft die Einführung von *Fortbildungsseminaren* notwendig, wobei
als Endziel und zur Kontrolle des erworbenen Wissens eine freiwillige Facharztprüfung vorgesehen ist. Seit Ende 1975 wurden
bisher insgesamt sieben Fortbildungsseminare (3mal jährlich) in
Salzburg als einem zentralen Ort Österreichs durchgeführt. Die
Themen, Teilnehmerzahlen und Termine sind aus Tabelle 1 zu er-
sehen, Abb. 1 zeigt ein Programm bzw. Einladungsmuster.

ÖSTERREICHISCHE GESELLSCHAFT
F. CHIRURGIE

Salzburg, 1978-2-4

An die

Mitglieder Österr. Gesellschaft für Chirurgie und die assoziierten Fachgesellschaften
Herren Vorstände der Chirurgischen Kliniken
Herren Vorstände der Chirurgischen Abteilungen
und alle Klinik-, Krankenhaus- und freipraktizierenden Chirurgen

---

SEHR GEEHRTE KOLLEGIN, SEHR GEEHRTER KOLLEGE!

Das

8. FORTBILDUNGS-SEMINAR

der Österreichischen Gesellschaft für Chirurgie findet am

Freitag, dem 10. März 1978, und

Samstag, dem 11. März 1978, in

Salzburg, Kongreßhaus (Humboldtsaal), Auerspergstraße, statt, und zwar
Freitag von 16.00 s. t. bis ca. 18.30 Uhr und
Samstag von 9.00 bis 12.00 und 13.30 bis 16.00 Uhr.

Wir laden Sie herzlich dazu ein!

Freitag, 10. März 1978, 16.00 Uhr s. t.

Außerordentliche Generalversammlung

Wahl von Ehren- und korrespond. Mitgliedern

Programm:

Freitag, 10. März 1978, 16.15 bis ca. 18.30 Uhr:

PROKTOLOGIE: Moderator Prim. Doz. Dr. H. J. Böhmig, Amstetten
1. Fissura ani. Haemorrhoiden Prof. Dr. L. Kronberger, Graz
2. Analabszess, Analfistel Doz. Dr. E. Schima, Mistelbach
3. Pruritus ani Prof. Dr. K. Holubar, Wien
4. Analstenosen, Analinkontinenz Dr. R. Schiessel, Wien
5. Rektumprolaps Prof. Dr. A. Zängl, Salzburg

Samstag, 11. März 1978, 9.00 bis ca. 12.00 Uhr:

PERITONITIS: Moderator Prim. Prof. Dr. P. Brücke, Linz
1. Peritonitis aus pathologisch-anatomischer
   Sicht Prof. Dr. H. H. Jansen, Darmstadt
2. Pathophysiologie der Peritonitis Prof. Dr. Ingolf Staib, Darmstadt

Samstag, 11. März 1978, 13.30 bis ca. 16.00 Uhr:

NEUROCHIRURGIE: Moderator Prof. Dr. G. Friehs, Graz
1. Schädel-Hirn-Trauma Prof. Dr. H. E. Diemath, Salzburg
2. Chirurgie des Rückenmarkes Prof. Dr. H. Brenner, Wien
3. Neurochirurgische Methodik der
   Schmerzausschaltung Doz. Dr. G. Lanner, Graz

Eventuelle Hotelwünsche werden durch das Sekretariat der I. Chirurgischen Abteilung des
Landeskrankenhauses Salzburg (Telefon 06222/31-5-81 Durchwahl 2351) erledigt.

E. WAYAND
Präsident

H. STEINER
1. Sekretär

J. KRAFT-KINZ
Vizepräsident

Abb. 1

Tabelle 1

---

1. Fortbildungsseminar 22.11.1975 (90 Teilnehmer)

Krankenhaushygiene (Infektion, Sterilität, Sterilisation)
Die Chirurgie der Schilddrüse und Nebenschilddrüse.

2. Fortbildungsseminar 5.-6.3.1976 (95 Teilnehmer)

Die Chirurgie des Magens und Duodenums
1. Physiologie und Pathophysiologie von Magen und Duodenum
2. Gutartige Erkrankungen
3. Bösartige Erkrankungen

Organtransplantation
1. Theoretische Grundlagen
2. Niere
3. Andere Organe

Gefäßchirurgie
1. Akute Arterienchirurgie
2. Venenchirurgie
3. Chirurgie der supraaortalen und der viszeralen Arterien
4. Chirurgie der Beinarterien

3. Fortbildungsseminar 11.-12.6.1976 (115 Teilnehmer)

Akutes Abdomen
Blutung-Blutersatz
Schock
Herzchirurgie
1. angeborene Herzfehler, allgemeine Diagnostik, extrakorporaler Kreislauf
2. erworbene Herzfehler, Herztrauma, Koronarchirurgie, Schrittmacher

4. Fortbildungsseminar 19.-20.11.1976 (125 Teilnehmer)

Diagnostik und Therapie des Mammakarzinoms
Chemotherapie
Chirurgie des Dünn- und Dickdarms
1. Tumoren
2. Entzündliche Erkrankungen (einschl. Colitis ulcerosa — Morbus Crohn)
3. Ileus

Urologie
1. Diagnostik
2. Maldeszensus
3. Hodentumoren

5. Fortbildungsseminar 18.-19.3.1977 (130 Teilnehmer)

Die Chirurgie der Gallenwege
1. Präoperative Diagnostik, endoskopische Papillotomie
2. Chirurgie der Gallenblase, Gallenwege "Ersteingriffe"
3. Chirurgie der Gallenblase, Gallenwege "Rezidiveingriffe"

Hauttransplantation, Hautersatz, Eingriffe am Hautmantel
Tumoren der Haut
Handchirurgie

Tabelle 1 (Fortsetzung)

Thoraxchirurgie
1. Thoraxtrauma
2. Chirurgie der Pleura, Lungen und des Mediastinums
2. Ösophaguschirurgie: Achalasie, Divertikel, Karzinom
3. Chirurgie des Zwerchfells und der Refluxkrankheit

6. Fortbildungsseminar 17.-18.6.1977 (140 Teilnehmer)

Chirurgie der Milz, Leber und Pfortader
1. Chirurgie der Milz
2. Chirurgie der Leber
3. Chirurgie des Pfortaderhochdruckes

Reanimation, Intensivtherapie und Blutgasanalyse
1. Reanimation
2. Intensivtherapie
3. Blutgasanalyse

Unfallchirurgie
1. Grundprinzipien der Osteosynthese
2. Polytrauma
3. Frakturen und Luxationen der unteren Extremität
4. Frakturen und Luxationen der oberen Extremität

7. Fortbildungsseminar 4.-5.11.1977 (145 Teilnehmer)

Orthopädie
1. Knochentumoren
2. Amputation, prothetische Versorgung
3. Gelenkersatz

Kinderchirurgie
1. Kinderchirurgie der Inguinal- und Genito-Analregion
2. Traumatologie im Kindesalter
3. Operationen bei lebensbedrohlichen Zuständen im Neugeborenenalter

Chirurgie an endokrinen Organen
1. Chirurgie des endokrinen Pankreas
2. Diagnostische Aspekte der endokrinen Erkrankungen des Pankreas, der
   Niere und Nebenniere

8. Fortbildungsseminar 10.-11.3.1978

Proktologie
1. Fissura ani, Hämorrhoiden
2. Analabszeß, Analfistel
3. Pruritis ani
4. Analstenosen, Analinkontinenz
5. Rektumprolaps

Peritonitis
1. Peritonitis aus pathologisch-anatomischer Sicht
2. Pathophysiologie der Peritonitis

Neurochirurgie
ad Neurochirurgie
1. Schädel-Hirn-Trauma
2. Chirurgie des Rückenmarks
3. Neurochirurgische Methodik der Schmerzausschaltung

Ein solches Unternehmen kann nur durch eine aktive positive
Mitwirkung und Zusammenarbeit aller profilierten Chirurgen Österreichs gelingen und unsere Erfahrungen in dieser Richtung sind
ausgezeichnet. Als Basis für diese Bereitwilligkeit an der Fortbildung des chirurgischen Nachwuchses mitzuwirken, ist wohl die
günstige Zusammensetzung der Österreichischen Gesellschaft für
Chirurgie zu sehen, in der fast alle chirurgischen Spezialdisziplinen assoziiert und integriert sind. Alle Referenten sind unserer Einladung nachgekommen.

Es lag uns vor allem daran, die wichtigsten Kapitel der allgemeinen Chirurgie vorzutragen, jeweils aber auch die Spezialdisziplinen der assoziierten Fachgesellschaften in die Fortbildung mit-
einzubeziehen. Der Standard der Referate war auf das Niveau einer
Fortbildung eingestellt, wobei jedoch alle aktuellen und neuen
Erkenntnisse berücksichtigt wurden.

Die bisherigen Erfahrungen zeigen, daß das Interesse unserer in
Ausbildung stehenden Chirurgen und des Nachwuchses auch der chirurgischen Spezialdisziplinen an diesen Fortbildungsseminaren
äußerst groß war und die Teilnehmerzahl kontinuierlich gestiegen
ist. Dies läßt sich auch durch folgende Zahlen demonstrieren: an
allen Kliniken und Krankenhäusern Österreichs sind derzeit ca.
195 Kollegen in allgemeinchirurgischer Ausbildung. Die Teilnehmerzahlen zeigen, daß etwa 2/3 aller Kollegen dieser Katego-
rie bei den Fortbildungsseminaren anwesend sind bzw. waren, wobei hier berücksichtigt ist, daß die diensthabenden Kollegen natürlich nicht abkömmlich sind. Besonders wichtig erscheint uns
diese Aktivität, daß der Allgemeinchirurg über die Probleme der
Spezialdisziplinen und z.B. der Urologe, Orthopäde, Gefäßchirurg
usw. auch die Aktualitäten der Allgemeinchirurgie kennenlernt.

Wir dürfen also feststellen, daß dieser Weg der Fort- und Ausbildung gangbar ist und auf Zustimmung stößt. Es besteht daher
die Absicht, diese Fortbildungsseminare permanent fortzusetzen,
wobei sowohl allgemeinchirurgische als auch Themen der Spezialdisziplinen noch unbehandelt sind und andererseits auch nach
einem Abstand von ca. 4 Jahren schon vorgetragene Problemkreise
wiederholt werden können und sollen, da sich ja erfreulicherweise auf vielen Gebieten der Allgemeinchirurgie und der Spezialdisziplinen immer wieder neue Erkenntnisse ergeben.

Alle Referate werden als Beilage in der Zeitschrift "Acta Chirur-
gica Austriaca" publiziert, können der Zeitschrift leicht entnommen und zusammengefaßt werden und sollen damit auch eine schriftliche Unterlage zur Vorbereitung für die freiwillige Facharztprüfung bieten. Es darf dabei allerdings nicht unerwähnt bleiben,
daß wir hier gewisse Schwierigkeiten haben, um die Referate von
den Vortragenden in druckreifer Form zu erhalten: intensive Bemühungen führen aber dann doch letzten Endes zum Erfolg.

Wie schon erwähnt wird eines unserer besonderen Anliegen die
freiwillige Facharztprüfung sein. Die erste Prüfung wird am 28.
September 1978 stattfinden (20jähriges Bestehen der Österreichischen Gesellschaft für Chirurgie) und es haben sich bereits 43
in Ausbildung stehende Chirurgen dafür interessiert.

Es ist folgende Abwicklungsform vorgesehen: Die Prüfungsfragen
sind durch ein Komitee in Ausarbeitung und werden aus den in
den Seminaren vorgetragenen Gebieten der Allgemeinchirurgie und
der Spezialdisziplinen entnommen. Dabei ist die Zusammenarbeit
mit den jeweiligen Spezialisten notwendig und im Gange. Die Prüfung ist in schriftlicher Form vorgesehen, um alle subjektiven
und persönlichen Momente weitgehend auszuschalten. Die Auswertung
des schriftlichen Prüfungsaktes bzw. der beantworteten Fragen
wird durch eine Prüfungskommission durchgeführt, die vom Präsi-
denten der Österreichischen Gesellschaft für Chirurgie ernannt
wird und sich aus einem Ordinarius (Klinikvorstand), einem Pri-
marius (Chefarzt) und einem Vertreter der Oberärzte zusammen-
setzt. Da natürlich diese Prüfungskommission nicht alle Spezialgebiete überblicken kann und der Gesamtprüfungsstoff relativ
groß ist, wird es notwendig sein, im Einzelfall die beantworteten Prüfungsfragen dem Vertreter einer Spezialdisziplin zur Beurteilung vorzulegen.

Zusammenfassend darf festgestellt werden, daß sowohl die Fortbildungsseminare als auch das Interesse an einer freiwilligen
Facharztprüfung in Österreich auf fruchtbaren Boden gefallen
sind, wobei, wie schon erwähnt, als Beweis dafür die immer noch
zunehmende zahlenmäßige Beteiligung dies bestätigt.

Schlußwort

G. Heberer

Wir sind am Ende dieses Symposiums. Ziel konnte nicht sein, Antworten auf die vielen Fragen zu klinischem Unterricht und Weiterbildung in der Chirurgie zu finden. Wenn es aber gelungen ist, die anstehenden Probleme zu präzisieren und vor allem auch im internationalen Vergleich Lösungsmöglichkeiten aufzuzeigen, so haben wir das uns gesteckte Ziel erreicht.

Die Referate des Vormittags zeigten, daß die Probleme des klinischen Unterrichts wie die Bewältigung großer Studentenzahlen nicht spezifisch für die BRD sondern ein universelles Problem sind. Die Problemlösungen allerdings sind unterschiedlich: daß es dabei kaum noch grundsätzlich neue Möglichkeiten zur Bewältigung der anstehenden Fragen gibt, daß es also aus dem Arsenal der tradierten Möglichkeiten auszuwählen und das im Grundsatz niemals Neue weiterzuentwickeln gilt, und daß die Ablösung des Alten durch ein bislang nicht praktiziertes System vor allem auch die Schwächen des Neuen unkontrolliert einbringt, während die konsequente Weiterentwicklung von Bestehendem diesem Fehler kaum verfallen kann, scheinen ebenso selbstverständliche wie immer bedenkenswerte Erkenntnisse.

Weitere bemerkenswerte Stichworte des Vormittages waren der Begriff der "Ausbildung durch Arbeit", der Hinweis auf neue fächerspezifische Fragetypen in der ärztlichen Prüfung, die den klinischen Bedürfnissen Rechnung tragen, und die Darlegung, daß auch von seiten der Gesetzgebung z.Z. erste Schritte zur Verbesserung der Durchführung des klinischen Unterrichtes unternommen wurden.

Die meisten von uns wurden zum ersten Mal und — dies scheint mir besonders wichtig — aus erster Hand über die Unterrichtssituation in anderen Ländern informiert. Und noch eines, ich glaube in Ihrer aller Namen zu sprechen, wenn ich feststelle, daß uns schon lange nichts mehr so gut getan hat, wie die Erfahrung von heute, daß in den deutschen Hochschulen nicht nur kritisiert sondern auch noch herzlich gelacht werden kann. Ich denke an Herrn GRUBER und besonders an Herrn ALEXANDER-WILLIAMS.

Bezüglich der Sitzung von heute nachmittag, der Weiterbildung zum Facharzt für Chirurgie, konnten wir uns ein Bild machen von dem, was Realität, Zukunftsmusik und vielleicht auch eine gewisse Utopie ist. Wir alle sollten darüber nachdenken.
Zwar liegen die Probleme hier sicher in einzelnen Ländern unterschiedlich, doch zeichnen sich — und dies scheint wichtig festzuhalten — unter dem Zwang zur qualifizierten fachchirurgischen Ausbildung bei aller Unterschiedlichkeit von Problemen und Lösungswegen im einzelnen gewisse international gemeinsame Tendenzen ab: Dabei denke ich vor allem an das Prinzip der rotierenden

Ausbildung unter Einbeziehung der Teilgebiete, an die frühe Berücksichtigung von klinischer und experimenteller Forschung im Rahmen der Ausbildung und an den allgemeinen Trend zur Einführung von Überprüfungen der Ausbildungsqualität. Bei aller gebotenen Rücksicht erscheint mir für die Lösung der anstehenden Probleme die Einsicht am wichtigsten, daß Erfahrungen und Nöte des chirurgischen Alltages mehr zählen sollten als jegliche Theorie.

Am Ende darf ich nochmals allen Referenten für die große Mühe herzlich danken. Möge dieses Symposium vor allem auch Anlaß und Ansporn sein zu weiteren Diskussionen und Überlegungen im europäischen Konzert mit dem großen Ziel, das wir alle vor Augen haben.

Allgemeine und spezielle Chirurgie

Herausgeber: M. Allgöwer unter Mitarbeit zahlreicher
Experten
3., neubearbeitete Auflage. 1976. 425 Abbildungen.
XXIV, 657 Seiten
DM 48,–; US $ 24.00
ISBN 3-540-07702-2

Examens-Fragen Chirurgie

Zu den Gegenstandskatalogen 3 und 4

Von J. Heinzler, E. Kasparek, F. Schön
1978. 24 Abbildungen, 1 Ausklapptafel. Etwa 410 Seiten
DM 28,–; US $ 14.00
ISBN 3-540-08800-8

Garre, Stich, Bauer

Lehrbuch der Chirurgie

18./19. Auflage. Neubearbeitet von K. H. Bauer unter Mitarbeit zahlreicher Fachwissenschaftler
1968. 727, davon 101 farbige Abbildungen. 1061 Seiten
Gebunden DM 128,–; US $ 64.00
ISBN 3-540-04121-4

G. Heberer, W. Köle, H. Tscherne

Chirurgie

Lehrbuch für Studierende der Medizin und Ärzte

Mit Hinweisindex zum Gegenstandskatalog

Unter Mitarbeit zahlreicher Fachwissenschaftler
1977. 476 zum größten Teil farbige Abbildungen. 91 Tabellen.
XXVI, 871 Seiten
(Heidelberger Taschenbücher, Band 191. Basistext)
DM 36,–; US $ 18.00
ISBN 3-540-08423-1

Indikation zur Operation

Mit 118 Beiträgen. Herausgeber: G. Heberer, G. Hegemann
1974. 232 Abbildungen, 155 Tabellen. XVI, 505 Seiten
Gebunden DM 198,–; US $ 99.00
ISBN 3-540-06551-2

Preisänderungen vorbehalten

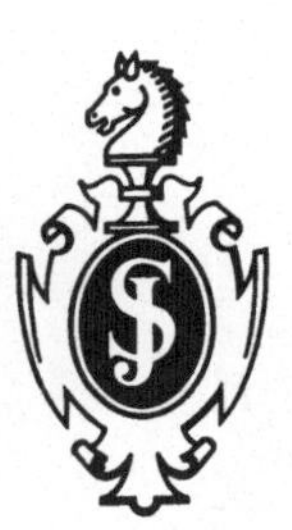

Springer-Verlag
Berlin
Heidelberg
New York

E. Kern

Allgemeine Chirurgie

1967. 118 Abbildungen. XII, 213 Seiten
Gebunden DM 48,–; US $ 24.00
ISBN 3-540-03884-1

L. Leger, M. Nagel

Chirurgische Diagnostik

Krankheitslehre und Untersuchungstechnik
Einführung von L. F. Hollender. Vorwort von F. Kümmerle.
Übersetzung des aus der französischen Ausgabe verwendeten
Textes: U. Nagel
2., korrigierte Auflage. 1975. 726 Abbildungen.
XXII, 386 Seiten
DM 58,–; US $ 29.00
ISBN 3-540-06459-1

R. Pichlmayr, B. Grotelüschen

Chirurgische Therapie

Richtlinien zur prä-, intra- und postoperativen Behandlung
in der Allgemeinchirurgie
1978. 27 Abbildungen, 45 Tabellen. VIII, 656 Seiten
Gebunden DM 78,–; US $ 39.00
ISBN 3-540-08600-5

Postoperative Komplikationen

Prophylaxe und Therapie
Herausgeber: R. Pichlmayr
1976. 166 Abbildungen, 128 Tabellen. XII, 407 Seiten
Gebunden DM 88,–; US $ 44.00
ISBN 3-540-07700-6

Unfallchirurgie

Von C. Burri, H. Beck, H. Ecke, K. H. Jungbluth, E. H. Kuner,
A. Pannike, K. P. Schmit-Neuerburg, L. Schweiberer,
C. H. Schweikert, W. Spier, H. Tscherne und weiteren
Mitarbeitern
2., überarbeitete und erweiterte Auflage. 1976. 144 Abbil-
dungen, 10 Tabellen. XX, 284 Seiten
(Heidelberger Taschenbücher, Band 145. Basistext)
DM 19,80; US $ 9.90
ISBN 3-540-07874-6

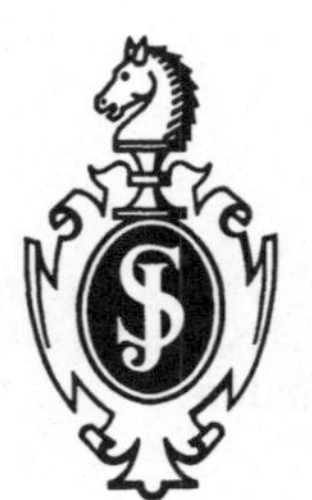

Springer-Verlag
Berlin
Heidelberg
New York

Preisänderungen vorbehalten